北京高等教育精品教材
首都医科大学教育教学改革系列教材——实验课程教材

异常人体形态学实验教程

（第2版）

主　审　李　良
主　编　江　瑛　滕梁红　徐志卿
副主编　刘　瑜　刘玉婷

编　委　（按姓名汉语拼音排序）

白云飞（首都医科大学基础医学院）
常　静（首都医科大学附属北京佑安医院）
江　瑛（首都医科大学基础医学院）
金玉兰（首都医科大学附属北京妇产医院）
刘　瑜（首都医科大学基础医学院）
刘玉婷（首都医科大学基础医学院）
孟　艳（首都医科大学基础医学院）
穆　晶（首都医科大学附属北京胸科医院）
石　峰（首都医科大学附属北京世纪坛医院）
史秦峰（首都医科大学基础医学院）
宋丽娜（首都医科大学基础医学院）
孙　静（首都医科大学基础医学院）
滕梁红（首都医科大学宣武医院）
王大业（首都医科大学基础医学院）
王　苗（首都医科大学附属北京友谊医院）
王　稳（首都医科大学基础医学院）
徐志卿（首都医科大学基础医学院）
杨　慧（首都医科大学基础医学院）
余春开（首都医科大学附属北京世纪坛医院）
袁　远（首都医科大学基础医学院）
张　萌（首都医科大学宣武医院）
张燕林（首都医科大学附属北京友谊医院）

北京大学医学出版社

YICHANG RENTI XINGTAIXUE SHIYAN JIAOCHENG

图书在版编目（CIP）数据

异常人体形态学实验教程 / 江瑛，滕梁红，徐志卿主编 . —
2 版 . —北京：北京大学医学出版社，2022.7
ISBN 978-7-5659-2617-4

Ⅰ.①异…　Ⅱ.①江…②滕…③徐…　Ⅲ.①人体形态学 –
实验 – 医学院校 – 教材　Ⅳ.① R32–33

中国版本图书馆 CIP 数据核字（2022）第 053806 号

异常人体形态学实验教程（第 2 版）

主　　编：江　瑛　滕梁红　徐志卿
出版发行：北京大学医学出版社
地　　址：（100191）北京市海淀区学院路 38 号　北京大学医学部院内
电　　话：发行部 010-82802230；图书邮购 010-82802495
网　　址：http://www.pumpress.com.cn
E - m a i l：booksale@bjmu.edu.cn
印　　刷：北京强华印刷厂
经　　销：新华书店
责任编辑：郭　颖　　责任校对：靳新强　　责任印制：李　啸
开　　本：850 mm×1168 mm　1/16　印张：12　字数：368 千字
版　　次：2022 年 7 月第 2 版　2022 年 7 月第 1 次印刷
书　　号：ISBN 978-7-5659-2617-4
定　　价：56.00 元

前言

　　病理学主要从形态学角度研究疾病的病因、发病机制、病理变化、结局和转归，具有很强的直观性和实践性。病理学实习课是病理教学的重要组成部分，通过培养医学生对病变器官实物大体标本和组织切片（包括数字切片）的观察实践能力和临床病理讨论与分析能力，加深对疾病的本质及其发生发展规律的认识，为今后临床医学课程的学习奠定基础。

　　第1版《异常人体形态学实验教程》是首都医科大学于2005年根据医学教育改革发展的趋势，探索以学科模块方式开展实验教学、建立以器官系统为单元的实验教学内容体系的教学改革成果，将病理学实习课的教学内容优化重组为基础病理、器官病理、传染病病理等几大模块，形成一门独立设置和独立考核的"异常人体形态学实验"课程。第1版《异常人体形态学实验教程》自2007年正式出版、投入使用至今，获得了较好的使用效果，发挥了教材育人的作用，受到了师生的一致肯定和好评，并因此获封为"北京高等教育精品教材"。

　　为促进高质量本科医学教育发展，进一步完善教材体系、锤炼教材特色、优化纸质教材与数字教学资源的融合，突出"以学生学习成长为中心"的教学理念，首都医科大学于2021年启动了新一轮的教育教学改革——实验课程系列教材的再版修订。新一版《异常人体形态学实验教程》的编写总结了上一版教材的优势和不足，依托第9版《病理学》教材和临床执业医师病理学考试大纲，强调实践实训，补充了教材内容（实习标本和临床病例），融入了数字教学资源和思政元素，更新了部分理论和前沿知识，以适应当前病理学学科的发展。同时邀请了专科医院的一线临床病理专家作为编委参与教材的编写工作，力求使教材内容的选择和编写兼顾科学性和实用性。

　　本次修订秉承"三基"（基础理论、基本知识、基本技能）、"五性"（思想性、科学性、先进性、启发性、适用性）和"三特定"（特定对象、特定要求、特定限制）的原则，沿用了上一版的主要编写体例。全书包括基础病理、器官病理、感染性疾病病理、临床病理讨论、病理标本的常规制作技术、学时分配及评价方式共六部分内容。各实习的编写内容主要分为实习目的、实习内容、正常器官大体观察及组织学观察、病变标本观察方法及注意事项、病变标本大体观察及组织学观察、思考题、临床病理联系共七个模块。此次编写补充了大量病理标本，提供了大约320幅大体及组织学图片；新增脑疾病和甲状腺、肾上腺疾病两章内容；新增胰腺疾病、前列腺疾病、乳腺疾病、胆囊疾病和非霍奇金淋巴瘤等实习标本；补充和完善了各章临床病理联系的小病例和学生练习；更新了临床病理讨论章的内容；新增实习课评价方式；新增包括数字切片和思政元素等内容的数字教学资源。全书彩色印刷。

　　第1版《异常人体形态学实验教程》的内容为本教材的再版修订打下了坚实的基础，同时，本教材的编写得到了首都医科大学的大力支持，对此一并表示衷心的感谢。

本教材的编写虽然经过了多次讨论、修改和审阅等环节，力求精益求精，但限于编者水平，不足之处在所难免，敬请各位读者批评指正。

江　瑛

目录

异常人体形态学实习方法

一、实习目的

　　异常人体形态学是一门具有很强的直观性和实践性的实习课程，它通过肉眼和显微镜观察病变器官实物大体标本和组织切片（包括数字切片）的形态结构变化，加深对病理学理论知识的理解和记忆，从而认识疾病的本质及其发生发展的规律，为今后学习临床医学课程奠定基础。

二、实习方法

　　1. 预习　课前应依据教学进度表了解本次实习的内容，复习相关的理论知识，以及解剖学和组织学知识。

　　2. 观察标本　无论大体标本还是组织切片，均来自尸体解剖和活体组织检查材料，应按照实习指导的要求并参照实习指导对病变的描述，仔细观察标本，要求掌握形态观察方法、准确辨认病变。在标本的观察中还要注意以下事项：

　　（1）理想的病理学大体标本是新鲜的解剖标本，但由于条件的限制，在实验室只能观察到保存于标本缸中经过长期固定的大体标本，因而可能无法全面、准确地了解某些病变性状，如重量、体积、色泽等。但是，这些标本仍能反映病变的形态特征，因此在学习时应将理论知识与实物标本的观察结果相结合。

　　（2）要用动态的、发展的观点观察标本：任何大体标本及组织切片所显示的改变，都是病变发展过程中某一阶段的变化，而不是病变的全貌，故在观察标本时，要用发展的、动态的观点去加以理解。对所观察到的病变，既要思考它是怎样发生的，又要推测它的进一步发展和可能的结局，这样才能深刻地理解和认识病变。

　　（3）要将大体标本与组织切片相结合：在观察标本时要将大体标本的肉眼所见与组织切片的镜下改变互相联系，在观察大体标本时，要想到这些肉眼改变是在什么组织结构改变的基础上形成的；在观察组织切片时，要想到这样的结构改变在大体标本上可能会引起什么样的变化结果，在理解的基础上记忆，达到举一反三，融会贯通，避免死记硬背。

　　（4）要将形态与功能相联系：机体各器官、组织、细胞的形态结构是功能活动的物质基础，而功能状态的异常也会影响形态结构的改变。在观察标本时要时刻思考分析形态改变与功能变化的关系，从而更好地理解形态改变的意义。

　　（5）病理与临床相联系：病理改变是临床表现的基础。只有掌握疾病的病理改变，才可能正确地解释临床出现的症状和体征，为学好临床课程奠定基础。

　　（6）理论联系实际：把理论讲授内容与实习观察所见紧密结合起来，互相验证，并思考实习指导上提出的问题，以巩固所学的知识。

　　3. 病变描述和诊断及电子实验报告的完成　通过对大体标本及组织切片的观察，学会用病理学的术语来描述病变特点，对所观察的单个标本的病理形态学改变做出诊断，掌握基本的图像采集和编辑能力，完成电子实验报告。具体方法如下：

（1）应用解剖学和组织学知识，对比观察病理标本，找出病变部位及形态变化的特点。

（2）结合病理学理论知识，对病变进行综合分析，描述病变的基本特征，抓住病变实质，做出初步的病理诊断。

4. 临床病理讨论　通过阅读临床病例的病情发展经过、体格检查、各项辅助检查，以及尸体解剖资料，在教师指导下以小组为单位进行临床病理讨论，包括提出病理诊断和诊断依据、分析主要病变的相互关系、分析病情经过和转归及死亡原因等，以帮助巩固理论知识、提高学习兴趣，培养自主学习、独立思考、综合分析问题的能力和初步的临床逻辑思维能力。

✔ 三、病理标本的观察方法

病理解剖学的实习标本包括实物大体标本和玻璃切片及数字切片。具体的观察方法如下：

1. 大体标本的观察方法　大体标本是利用尸体解剖或手术所获得的病变器官及组织制作而成，用肉眼或借助放大镜、量尺、天平等工具，从上到下、由外及内地细致观察标本和病变所在。其具体观察内容包括：

（1）首先辨别标本是何种器官。

（2）大小及质量：每个脏器都有其一定范围的大小和质量，在某些疾病的情况下，原来发育正常的器官、组织体积可以增大或变小，质量可以增加或减轻。

（3）形状：每一个脏器及组织都有其固有的解剖学形状及解剖学关系，而在某些病变情况下，器官的形状可发生改变。

（4）色泽：每个脏器都有其固有的颜色及光泽，色泽的改变提示某些病变的存在。此外，除少数大体标本用原色固定液保存外，大多数标本用甲醛溶液固定保存，使其大小、颜色、硬度与新鲜标本有所不同。例如经甲醛溶液固定后的标本，出血灶常呈黑色，胆红素呈黄绿色。

（5）表面和被膜：观察脏器表面是否光滑，具有被膜的器官还应观察其被膜的状态（紧张或皱缩）及厚度、颜色、是否完整，以及被膜是否容易剥离、有无粘连、粘连的范围等。如为肿瘤标本，则应观察是否有包膜及其完整程度。

（6）质地：触摸其硬度，记录其质地改变，如软、硬、韧、脆等。

（7）切面及内面：按照脏器的解剖结构将器官切开或剪开来观察切面及内面颜色、组织纹理、结构、质地等。

有的器官还要测量其厚度，如心肌的厚度、肾皮质的厚度。空腔性器官要观察内壁（黏膜面）的改变（粗糙或平滑）、测定管壁的厚度，观察有无狭窄、扩张或异常增生的肿块，以及腔内容物的颜色、容量、性质等。

（8）对病灶的观察：要观察病灶的分布、位置、数目、大小、形状、颜色、切面及其与周围组织的关系等。病灶分布在器官的哪一部位，是单个病灶还是多个病灶，是局限性病灶还是弥散性分布病灶，境界清晰还是模糊，有无向周围组织的浸润。体积以"长 × 宽 × 厚"表示，面积以"长 × 宽"表示。

2. 玻璃切片的观察方法　病理组织切片是将病变组织经过甲醛溶液固定和石蜡包埋，用切片机切成薄片，经不同的染色方法（常用的是苏木精-伊红，即 HE 染色），在光学显微镜下观察。观察病理组织切片的步骤如下：

（1）先用肉眼观察切片上组织的形态及染色情况（染色是否均匀、颜色是否一致），这有助于辨认组织类型、病变的部位、病灶的数目及病灶与周围组织的关系等。

（2）低倍镜观察：这是镜检的主要手段，将切片正确放置于显微镜载物台上（盖玻片覆盖面朝上）。用低倍镜对切片进行全面观察，即从组织一端（从上到下或从左到右）开始依序逐个观察每个视野。目的是辨认组织或器官的结构，明确是何种组织或器官（如肝，观察肝小叶结构是否正常）及找到病变的部位、观察病变的性质等。对于实质性脏器，观察的顺序为由被膜开始向内观察；对于空腔脏器，观察的顺序为由内（黏膜层）向外依次观察（如肠管，依次观察黏膜层、黏膜下层、肌层、浆膜层等）。注意病变是局灶性还是弥漫性、病变区原有的组织结构是否被完全破坏、病变与周围组织的关系。

（3）高倍镜观察：在低倍镜观察的基础上，再用高倍镜详细观察病变的微细结构和形态变化，辨认细胞排列方式、细胞形态改变（胞质及胞核的特征）、有无异常物质等。

3. 数字切片的观察方法　数字切片（即虚拟切片）是利用数字切片扫描系统和数字切片软件，将一张组织切片全信息、全方位扫描后生成的高分辨率的、色彩逼真的、包含了组织切片上所有病变信息的虚拟切片。数字切片的观察不依赖于显微镜，而是通过电脑屏幕和点击鼠标按不同倍率（4倍、10倍、20倍、40倍）浏览切片或实现无极连续变倍（即在一定范围内的任意放大和缩小）浏览切片。观察方法类似于观察玻璃组织切片，即从组织一端（从上到下或从左到右）依序逐个观察每个视野，并可依据其缩略导航图随时观察切片上的任一位置。

4. 组织切片病变图像的采集和病变描述及初步诊断　组织切片观察完成后，需要对病变部位进行摄片留存（可依托多媒体教学实验室的显微图像软件实施），并对病变特点予以标注和描述及做出病理诊断，以当堂完成电子实验报告。

（1）摄片时应注意选择病变典型的区域、不同放大倍数的视野，并对重要结构做出标注。

（2）摄片时应注意图片清晰，色彩逼真。

（3）对病变特点的描述应按照由低倍镜到高倍镜观察的顺序进行有条理地记录。如：低倍镜下要交代标本为何种组织来源、基本结构如何、病变的分布情况及结构特点。高倍镜下依次记录病变部位实质和间质的某些微细结构和细胞的形态、大小，胞质的染色、胞质内有无异常物质（如有，描述其形态、颜色、分布情况），核的数目、形态、大小、核中染色质的分布、核仁的清晰程度等。

（4）病理诊断用词应简要、明确，应包括器官或组织名称和病变或疾病名称，例如肝淤血、心肌梗死、肺腺癌。

四、实习注意事项

1. 遵守实验室规则，规范操作。

2. 爱护大体标本和病理切片、爱护显微镜和电脑多媒体设施。

3. 保持实习室的清洁，实行卫生值日制。

第一部分

基础病理

数字资源

第一章 细胞和组织的适应、损伤与修复

一、实习目的

1. 掌握细胞和组织适应性反应，包括萎缩、肥大、增生、化生的病理特点。依据肉眼观察和镜下观察，能够正确辨认细胞和组织适应性反应的类型。

2. 掌握细胞水肿、脂肪变性、玻璃样变性、病理性钙化的病理特点。依据肉眼观察和镜下观察，能够准确描述其病理变化。

3. 掌握坏死的基本病理变化。依据肉眼观察和镜下观察，能够准确描述不同坏死类型的病变特点。

4. 掌握肉芽组织的病变特点，能够正确辨认和描述肉芽组织的病理变化。

5. 熟悉细胞和组织坏死的结局及肉芽组织的功能。

6. 了解细胞和组织损伤反应淀粉样变、黏液样变、病理性色素沉着的病变特点。

7. 自学部分见本章数字资源中相关内容。

二、实习内容

大体标本	切片标本
1. 肾压迫性萎缩（肾盂积水）	1. 心肌褐色萎缩
2. 心脏褐色萎缩	2. 心肌肥大
3. 胸骨压迫性萎缩	3. 肠上皮化生
4. 胸膜肥厚粘连（结缔组织玻璃样变性）	4. 肾水样变性
5. 肾水样变性	5. 肝脂肪变性
6. 肝脂肪变性	6. 脾小动脉玻璃样变
7. 淋巴结干酪样坏死	7. 肾凝固性坏死
8. 脾梗死（凝固性坏死）及机化	8. 血管壁纤维素样坏死
9. 肝脓肿（液化性坏死）	9. 肉芽组织
10. 足干性坏疽	
11. 皮肤溃疡	
12. 肺结核空洞形成	
13. 肺结核坏死灶伴钙化	

三、正常组织大体观察及组织学观察

（一）肾

1. 大体观察　肾为豆瓣形，左右各一，呈红褐色，单个重量为120～140g，大小为（3～4）cm×（5～6）cm×（11～12）cm，表面被覆结缔组织被膜。切面分为皮质和髓质：皮质厚0.6～0.7cm，位于肾的外周，由髓放线和皮质迷路组成；髓质位于肾的深部，由10～18个肾锥体构成，锥体的尖端突入肾小盏内，2～3个肾小盏汇合成一个肾大盏，2～3个肾大盏汇合成肾盂，肾盂逐渐变细并移行为输尿管。肾动脉、肾静脉及输尿管的出入处为肾门。

2. 组织学观察　肾实质由大量肾单位和集合小管构成。肾单位包括肾小体和肾小管。肾小体包括血管球和肾小囊。肾血管球为一团蟠曲的袢状毛细血管，毛细血管内皮细胞、基膜和脏层上皮细胞构成肾小球的滤过膜，系膜细胞和系膜基质构成系膜区。肾小囊由壁层上皮细胞和肾球囊基膜构成。肾小管包括近端小管、细段和远端小管。近曲小管为单层立方上皮，胞质强嗜酸性，细胞游离面有刷状缘。远曲小管为单层立方上皮，胞质着色较浅，无刷状缘。肾盏和肾盂的上皮为移行上皮。肾间质为少量结缔组织。肾动脉的终末支入球动脉进入肾血管球后分为5～8支，形成小叶，它们相互盘绕形成球状的毛细血管袢，后者汇聚成出球动脉离开肾小球，成为肾小管的营养血管。

（二）心脏

1. 大体观察　心脏一般与本人拳头大小相当，暗红色，重250～300g，左室壁厚度0.8～1.2cm。详见"第二部分第一章心脏和血管疾病"的内容。

2. 组织学观察　心肌纤维呈梭形，可见肌纤维穿入另一肌纤维的"分枝"现象。心肌纤维细胞核为卵圆形，位于细胞中央，染色较淡。心肌纤维上有明暗相间的横纹及着色较深的横线状的闰盘；横切面上，心肌纤维为圆形或不规则形，并可见许多肌原纤维的横切面。

（三）肝

1. 大体观察　肝重1200～1600g，外观呈红褐色，质软而脆。肝形态呈不规则楔形，右侧钝厚而左侧偏窄，左右径（长）25～30cm，前后径（宽）15～30cm，上下径（厚）6～9cm。肝的脏面有左右纵沟和横沟（即肝门），肝左、右管及肝固有动脉、门静脉、神经、淋巴管在肝门附近由结缔组织包绕形成肝蒂，通过肝门出入肝。

2. 组织学观察　肝小叶是肝的基本结构。肝小叶形态似六棱柱，平面呈多边形，中央静脉在肝小叶的中央，管壁薄，肝细胞以中央静脉为中心，呈放射状向四周排列成一行行的肝细胞索（即肝板），肝血窦位于肝细胞索之间，管腔和形状不规则。肝小叶边缘，肝细胞排列成环行板状结构，称之为界板。小叶四周有较少的结缔组织。门静脉、肝动脉入肝后的分支伴行在肝小叶之间，即小叶间静脉、小叶间动脉，汇入肝血窦，然后汇入中央静脉，最后汇集成肝静脉出肝门。经典肝小叶由周围的几个终末血管供血，肝小叶分泌的胆汁由中央向周围的几个胆管汇集。肝腺泡则是肝的最小结构单位和功能单位。肝腺泡形态似橄榄，平面呈卵圆形，以门管区血管发出的终末门微静脉和终末肝微动脉及胆管分支为中轴，两端以邻近的两个中央静脉为界。一个肝腺泡由相邻两个肝小叶各1/6部分组成，其体积约为肝小叶的1/3。每个肝腺泡接受一个终末血管（门静脉系和肝动脉系）的血供，被认为是以微循环为基础的肝最小结构单位。肝腺泡内的血流从中轴单向性地流向两端的中央静脉，根据血流方向及肝细胞获得血供的先后优劣的微环境差异，将肝腺泡分为三个带：Ⅰ带是指最接近门脉和肝动脉终末支中轴的肝细胞；Ⅰ带的外侧为Ⅱ带；近中央静脉的腺泡两端部分为Ⅲ带。

（四）脾

1. 大体观察　脾呈暗红色，扁卵圆形，可见特征性脾切迹，大小约12cm×7cm×3cm，重约

150 g，质脆而软，表面有结缔组织被膜。

2. 组织学观察　白髓由密集成团的淋巴组织（即脾小结）构成，染成蓝紫色，中心部分着色较淡区域为生发中心，脾小结内可见中央动脉及其分支。白髓之间为红髓，由脾索和脾窦组成，可见淋巴组织散在分布。还可见由结缔组织构成的脾小梁。

四、病变标本观察方法及注意事项

（一）肾

1. 大体观察　注意有无萎缩或肥大，有无形状上的异常，表面是否平滑，颜色、硬度、色泽，被膜剥离难易，有无局限性病灶及病灶的特点。切面注意皮、髓质的厚度及形态有无异常；肾盂黏膜的状态、有无内容物；血管有无硬化或其他改变；有无局限性病灶及病灶的特点。

2. 组织学观察　注意肾小球的大小、数量、细胞数有无增多；肾球囊有无增厚、上皮细胞有无增多及有无内容物；肾小管的大小、数目，管腔内有无内容物；肾血管有无硬化及其他改变；间质有无炎症细胞浸润、纤维组织增生；肾盂黏膜有无增厚、上皮有无改变等；有无局限性病灶及病灶的特点。

（二）心脏

1. 大体观察　注意心脏的大小、形状；心外膜是否光滑；脂肪层厚度和浸润心肌程度；冠状动脉有无迂曲，管腔有无狭窄（程度）、闭塞等；注意心壁，房、室间隔有无畸形；左右心房壁和心室壁的厚度；心肌的色泽、纹理、质地（硬度），有无出血、坏死（梗死）、瘢痕、破裂等。详见"第二部分第一章心脏和血管疾病"的内容。

2. 组织学观察　注意心肌纤维的大小，有无萎缩、肥大、变性、坏死、色素沉着，有无间质的增生、炎症细胞的浸润，心内膜和心外膜有无炎性渗出、增生和玻璃样变等。

（三）肝

1. 大体观察　肝的大小、重量、外形、颜色、硬度；表面是否平滑、被膜是否肥厚，有无异常物质附着；胆管、门脉、肝动脉、肝静脉的状态，内膜有无增厚及血栓形成。肝切面的检查，包括颜色、光泽、有无结节。

2. 组织学观察　肝小叶的结构是否完整；中央静脉及血窦有无扩张及充血，肝细胞排列是否整齐，肝细胞有无变性及坏死和异型增生，Kupffer 细胞有无增生；汇管区，胆管、动脉、静脉及间质有无异常增生和淤胆；被膜有无增厚或渗出物附着。

（四）脾

1. 大体观察　脾的重量、大小、颜色、表面有无粘连。沿脾长轴做书页状平行切开，在切面上观察包膜及脾髓情况，静脉内有无血栓，静脉壁有无变化，有无梗死，切面上有无含铁小结。

2. 组织学观察　脾被膜是否增厚，小梁血管、中央动脉有无硬化，脾窦是否扩张充血、窦内细胞是否增多，白髓是否增生或减少，有无局限性病灶等。

五、病变标本大体观察及组织学观察

（一）大体观察

1. 肾压迫性萎缩（atrophy of kidney by compression）　肾体积增大，表面凹凸不平，肾盂肾盏呈囊性扩张（肾盂积水所致），可见结石嵌顿，肾实质明显变薄，皮髓质境界不清（图 1-1-1）。

2. 心肌褐色萎缩（brown atrophy of myocardium）　心脏体积变小，心尖变锐利，心肌颜色加深呈暗褐色，冠状动脉在心脏表面呈蛇形弯曲（图 1-1-2）。

3. 胸骨压迫性萎缩（atrophy of sternum by compression）　标本为胸骨，胸骨内侧可见局部明显

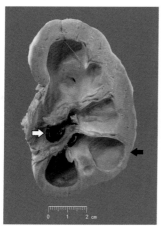

图 1-1-1 肾压迫性萎缩

肾盂扩张，肾实质萎缩（如黑箭头所示），结石嵌顿（如白箭头所示）

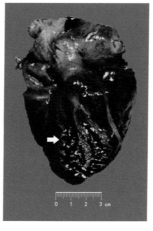

图 1-1-2 心肌褐色萎缩

冠状动脉在心脏表面呈蛇形弯曲（如箭头所示）

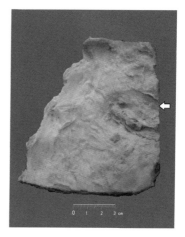

图 1-1-3 胸骨压迫性萎缩

胸骨内侧可见局部明显凹陷变薄（如箭头所示）

凹陷、变薄（因主动脉瘤压迫所致）（图 1-1-3）。

4. 胸膜肥厚粘连结缔组织玻璃样变（hyaline degeneration of connective tissue） 标本为肺结核累及胸膜，病变部位胸膜肥厚、灰白色、质地坚韧，可见纤维样组织结构并呈半透明均质状；胸膜脏、壁两层粘连，部分胸膜腔闭锁（图 1-1-4）。

5. 肾水样变性（hydropic degeneration of kidney） 肾体积增大，颜色苍白，被膜紧张，切面纹理模糊不清。

6. 肝脂肪变性（hepatic steatosis） 肝体积轻度增大，颜色变黄，质地软，触之有油腻感。

7. 淋巴结干酪样坏死（caseous necrosis of lymph node） 标本为一群明显肿大并互相粘连的淋巴结，淋巴结正常结构被破坏，代之以松软、细腻、浅黄色或灰白色的干酪样坏死物（图 1-1-5）。

8. 脾梗死及机化（infarct and organization of spleen） 脾切面可见楔形病灶，尖端指向脾门，底部位于脾外缘，靠近被膜；病灶呈灰白色、无光泽、干燥、质实，周围可见灰红色肉芽组织长入（机化），部分肉芽组织成熟改建为纤维结缔组织，呈半透明、均质状，质地坚韧（结缔组织玻璃样变）。梗死灶边缘有明显的出血带，与周围组织界线清楚（图 1-1-6）。

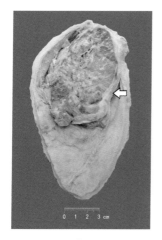

图 1-1-4 胸膜肥厚玻璃样变

胸膜肥厚粘连，局部呈半透明均质状（如箭头所示）

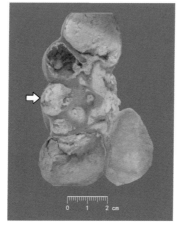

图 1-1-5 淋巴结干酪样坏死

淋巴结肿大、粘连，可见干酪样坏死（如箭头所示）

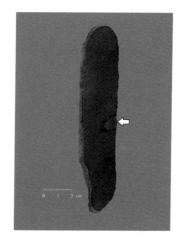

图 1-1-6 脾梗死及机化

脾切面的灰白色楔形病灶（如箭头所示）

9. 肝脓肿（liver abscess） 肝切面可见多个境界较清楚、大小不等的脓肿灶，尤以右叶为甚，脓肿腔内为无结构的坏死组织，脓液流失，脓肿壁呈破絮状外观（图 1-1-7）。

10. 足干性坏疽（dry gangrene of foot） 标本为一病变足，足背呈黑褐色、干燥皱缩，与正常组织之间有明显的分界线（图 1-1-8）。

11. 皮肤溃疡（ulcer of skin） 皮肤部分组织坏死后，与正常组织分离被排出，在局部留下较深的缺损（溃疡）（图 1-1-9）。

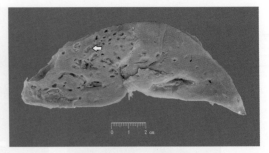

图 1-1-7　肝脓肿
肝切面多个大小不等的脓肿灶（如箭头所示）

12. 肺结核空洞形成（cavity of pulmonary tuberculosis） 肺尖部可见一形状尚规则、境界清楚的组织缺损，即空洞；洞壁可见干酪样坏死物附着，周围有纤维结缔组织包绕（图 1-1-10）。

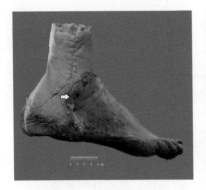

图 1-1-8　足干性坏疽
足背呈黑褐色、干固皱缩
（如箭头所示）

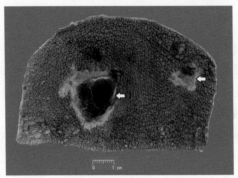

图 1-1-9　皮肤溃疡
皮肤部分组织坏死后局部形成溃疡
（如箭头所示）

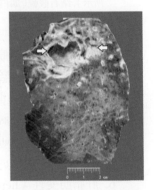

图 1-1-10　肺结核空洞
肺尖部空洞形成（如箭头所示），洞壁可见干酪样坏死物附着

13. 肺结核坏死灶伴钙化（calcification of pulmonary tuberculosis necrosis） 肺组织局部可见坏死灶，切面可见与周围分界清楚、大小不等、灰白色碎石样颗粒。

（二）组织学观察

1. 心肌褐色萎缩（brown atrophy of myocardium）

（1）低倍镜：镜下可见心肌纤维粗细不等，粗者为大致正常心肌或代偿肥大的心肌，细者为萎缩心肌。萎缩和肥大心肌纤维相间存在。

（2）高倍镜：心肌细胞变细，肌间隙变大。萎缩心肌细胞核两端的胞质中较透明区域内，可见棕黄色、大小不等、形状不规则的细小颗粒（脂褐素）沉着。

（3）诊断要点：心肌纤维粗细不等，部分心肌细胞核两端的胞质中可见脂褐素颗粒（图 1-1-11）。

2. 心肌肥大（hypertrophy of myocardium）

（1）低倍镜：镜下可见心肌细胞体积增大，间质相对减少。

（2）高倍镜：心肌细胞核常增大、深染。

（3）诊断要点：心肌纤维体积增大，核亦增大、深染。

3. 肠上皮化生（intestinal metaplasia）

（1）低倍镜：镜下可见胃黏膜层腺体减少，胃黏膜固有层腺体中可见数量不等的杯状细胞和胞质红染的潘氏细胞，部分胃黏膜上皮被含有杯状细胞的肠黏膜上皮组织取代。

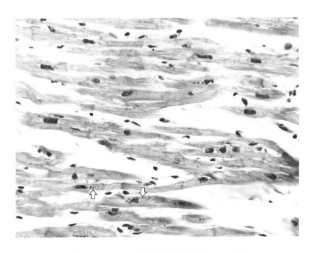

图 1-1-11　心肌褐色萎缩（40×）

心肌细胞胞质中的棕黄色脂褐素颗粒（如箭头所示）

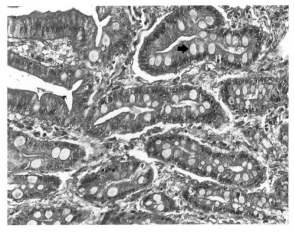

图 1-1-12　胃黏膜肠上皮化生（40×）

胃黏膜固有层内见大量杯状细胞（如箭头所示）

（2）高倍镜：胃黏膜及腺体中可见胞质透亮、呈杯状或球形的杯状细胞，可见胞质红染内含嗜酸颗粒的潘氏细胞。

（3）诊断要点：胃黏膜上皮内出现杯状细胞（图 1-1-12）。

4. **肾水样变性**（hydropic degeneration of kidney）

（1）低倍镜：镜下可见肾小球结构大致正常；近曲小管管腔变窄，不规则。

（2）高倍镜：近曲小管上皮细胞肿胀，向管腔突出，胞质内充满细小淡粉染的颗粒。

（3）诊断要点：肾近曲小管上皮细胞肿胀、向管腔突出，致管腔变窄、不规则；上皮细胞胞质内充满细小淡粉染颗粒（图 1-1-13）。

5. **肝脂肪变性**（hepatic steatosis）

（1）低倍镜：可见肝小叶结构，部分肝细胞内出现大小不等的圆形空泡。

（2）高倍镜：部分肝细胞胞质内可见空泡，边缘清楚，有的空泡较大，将细胞核挤至细胞一侧。

（3）诊断要点：肝细胞内出现大小不等的圆形空泡（图 1-1-14）。

6. **脾小动脉玻璃样变**（hyaline arteriolosclerosis of spleen）

（1）低倍镜：镜下可见部分脾小动脉管壁增厚，管腔狭窄。

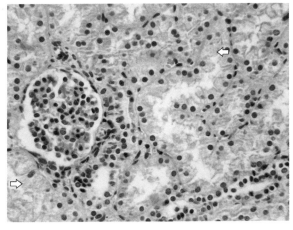

图 1-1-13　肾水样变性（40×）

肾近曲小管上皮细胞胞质内充满细小淡粉染颗粒

（如箭头所示）

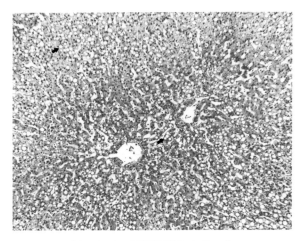

图 1-1-14　肝脂肪变性（10×）

肝细胞内出现大小不等的脂滴空泡（如箭头所示）

（2）高倍镜：脾小动脉内皮细胞下有均匀红染、半透明物质沉着。

（3）诊断要点：脾小动脉内膜下有均匀红染的物质沉着，致管壁增厚，管腔狭窄（图1-1-15）。

7. 肾凝固性坏死（coagulative necrosis of kidney）

（1）低倍镜：在肾组织结构中可见一片楔形浅染的区域，其中肾小球和肾小管等组织结构轮廓隐约可见，细胞核消失，周围组织充血和出血及炎症细胞浸润可见。

（2）高倍镜：坏死的肾小球和肾小管结构模糊，胞质红染，可见核固缩、核碎裂、核溶解、坏死灶周围充血、出血和中性粒细胞浸润。

（3）诊断要点：肾小球和肾小管结构的轮廓可见，细胞核固缩、碎裂、溶解消失（图1-1-16）。

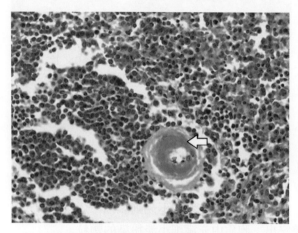

图 1-1-15　脾小动脉玻璃样变（40×）
脾小动脉内皮下均质红染的玻璃样物质沉积
（如箭头所示）

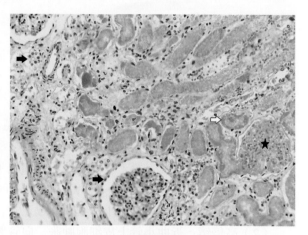

图 1-1-16　肾凝固性坏死（20×）
坏死的肾小球（如五星所示）和肾小管（如白箭头所示）结构模糊，轮廓可辨，健存肾单位（如黑箭头所示）和坏死肾组织交错分布

8. 血管壁纤维素样坏死（fibrinoid necrosis of the vessel wall）

（1）低倍镜：血管壁局部增厚，管腔狭窄，增厚处有大片嗜酸性红染物质。

（2）高倍镜：可见血管壁局部小条、小块状红染无结构的物质沉积。

（3）诊断要点：血管壁可见颗粒状、小条或小块状无结构红染物质。

9. 肉芽组织（granulation tissue）

（1）低倍镜：镜下可见肉芽组织由大量新生毛细血管及成纤维细胞组成，并散在数量不等的炎症细胞。

（2）高倍镜：①新生毛细血管：内皮细胞肥大，呈椭圆形或梭形，成对排列，中间形成裂隙，多垂直于创面生长；②成纤维细胞：细胞境界清楚，椭圆形、梭形、多突形，胞质丰富、略嗜碱性，核椭圆形，染色质稀疏，可见核仁；③炎症细胞：有中性粒细胞、淋巴细胞、浆细胞、单核细胞等。

（3）诊断要点：肉芽组织中可见大量新生毛细血管及成纤维细胞，并可见散在分布的炎症细胞（图1-1-17）。

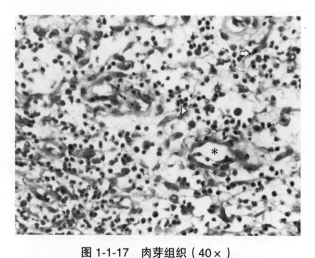

图 1-1-17　肉芽组织（40×）
肉芽组织中的新生毛细血管（如星号所示）、成纤维细胞（如箭头所示），以及散在分布的炎症细胞（如三角所示）

六、思考题

1. 结合本次实习，说明组织、器官长期受压迫能引起哪种类型的萎缩，请举例说明。
2. 引起病理性萎缩的主要原因有哪些？
3. 简述化生的概念，并举例说明常见的化生类型。
4. 什么是细胞水肿？简述细胞水肿的病因、发病机制和病理变化。
5. 简述玻璃样变的好发部位、病变特点及其对机体的影响。
6. 什么是坏疽？简述坏疽的类型、病变特点及其形成机制。
7. 叙述坏死的形态学特点、类型和主要结局，并举例说明。
8. 叙述肉芽组织的形态学特点、功能及结局。

七、临床病理联系

【病例摘要】　患者，男，38 岁，主因右上腹疼痛、食欲下降，恶心、呕吐 2 周入院。入院检查：肝于肋下 2 cm 可触及，谷丙转氨酶（ALT）升高。

【病理检查】　检查材料及部位：肝穿刺活检。大体检查：灰红色软组织 1 条，大小 1.5 cm× 0.1 cm×0.1 cm。显微镜检查：镜下可见肝小叶结构紊乱，肝索排列拥挤；肝细胞体积增大，大小不等，肝窦受压变窄、扭曲；肝细胞胞质疏松化，核染色变浅，部分肝细胞胞质透明呈空泡状（图 1-1-18）。

【问题】　该患者的肝可能发生了什么病理变化？其可能的结局是什么？这些病理变化能否解释其临床表现？

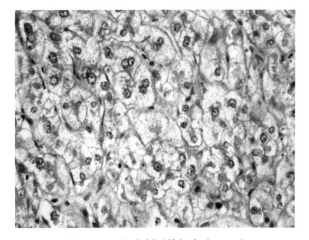

图 1-1-18　肝穿刺活检标本（40×）

（宋丽娜）

第二章 局部血液循环障碍

一、实习目的

1. 掌握静脉性充血（淤血）的概念、病变特点及后果。依据肉眼观察和镜下观察，能够准确描述肝淤血、肺淤血、脾淤血、肾淤血的病变特点。

2. 掌握血栓形成的条件、过程、形态及血栓的类型。掌握栓塞的概念、栓子运行的途径；掌握栓塞的类型和对机体的影响。掌握梗死的概念、引起梗死的原因及梗死的病变特点及分类。依据肉眼观察和镜下观察，能够正确辨认和准确描述混合血栓、脾梗死、心肌梗死、肺梗死的病变特点。

3. 了解充血、出血、水肿的病变特点及后果。

4. 自学部分见本章数字资源中相关内容。

二、实习内容

大体标本	切片标本
1. 脾淤血	1. 慢性肺淤血
2. 肾淤血	2. 慢性肝淤血
3. 血管内血栓	3. 混合血栓
4. 心室附壁血栓	4. 血栓机化
5. 心瓣膜血栓	5. 肾梗死
6. 肠出血性梗死	
7. 肺出血性梗死	
8. 脾贫血性梗死	
9. 肾贫血性梗死	
10. 肺动脉血栓栓塞	

三、正常组织大体观察及组织学观察

（一）肺

1. **大体观察** 肺位于胸腔内纵隔两侧，左右各一；肺呈圆锥形，有一尖、一底、三面、三缘。左肺分为上、下两叶，右肺分为上、中、下三叶。成人左肺重 325 ~ 450 g，右肺重 375 ~ 550 g，每一个肺段支气管及其分支分布的肺组织为一个支气管肺段，尖向肺门，底位于肺表面，左肺分为 8 段，右肺分为 10 段。肺动脉、肺静脉、支气管动脉、支气管静脉通过肺门出入肺。小儿肺的颜色一般为粉红色，成人肺为灰褐色至灰黑色，肺组织质地柔软，切面疏松、呈蜂窝状。

2. 组织学观察　肺组织由实质和间质组成，实质由各级支气管及肺泡组成，肺内支气管包括叶、段支气管及小、细支气管，呼吸性细支气管、肺泡管、肺泡囊及肺泡，分为导气部和呼吸部。肺泡为腺泡状结构，正常肺泡腔内透亮，无内容物，肺泡上皮包括Ⅰ型肺泡细胞和Ⅱ型肺泡细胞。间质包括结缔组织和血管等，肺泡间隔的薄层结缔组织内含丰富的毛细血管及弹性纤维等。

（二）血管

1. 大体观察　血管分为动脉、静脉及毛细血管。动脉是将血液从心脏输送到肺或组织中的血管，末梢与毛细血管相连接，具有管壁厚、管腔细、有弹性等特点。静脉是连结于毛细血管，经过各级汇合，然后将血液回流到心脏的血管，具有无弹性、管壁薄、管腔粗等特点。

2. 组织学观察　动脉及静脉的管壁在镜下主要分为三层：内膜、中膜及外膜。毛细血管包括内皮及其周围的固有层。

四、病变标本观察方法及注意事项

（一）肺

1. 大体观察　胸膜表面性状（光滑程度、有无光泽、颜色），是否肥厚，有无异物被覆；肺大小、形状、重量、颜色、硬度有无改变；切面肺实质的性状有无实变；支气管腔的大小、管壁的厚薄，有无内容物。病变与支气管有关者，沿支气管剖开；病变不沿支气管者，可每隔 3 mm 平行切开。肺叶或肺段检查前应观察 X 线片。

2. 组织学观察　胸膜的厚薄、附着物，各级支气管及肺泡腔的大小，其内有无异物，包括液体、细胞成分等，肺泡腔有无扩张及塌陷，支气管壁结构有无改变，肺泡间隔有无毛细血管充血、炎症细胞浸润及纤维组织增生程度。

（二）血管

1. 大体观察　血管的管腔是否扩张或狭窄，管腔内有无内容物；血管壁的厚度和硬度；血管内膜是否光滑及其颜色；血管的走行及分支、粗细、颜色等。

2. 组织学观察　镜下观察血管内膜有无增厚，中膜有无破坏或异常之处，外膜有无炎症细胞浸润及其他改变，管腔有无内容物及其结构特点等。

五、病变标本大体观察及组织学观察

（一）大体观察

1. 脾淤血（congestion of spleen）　脾体积增大，边缘变钝，被膜紧张，切面暗红色。

2. 肾淤血（congestion of kidney）　肾体积增大，切面暗红，皮髓质间可见放射状走行的暗红色条纹；被膜面可见蜘蛛状纹理（图 1-2-1）。

3. 血管内血栓（intravascular thrombus）　血管管壁已剪开，动脉管腔内填满柱状固体物质，其部分与管壁连结紧密，柱状物呈灰白色间杂有黑色、干燥、无光泽、表面粗糙，可见细小波纹（图 1-2-2）。

4. 心室附壁血栓（mural thrombus of ventricle）　心脏的左心室壁向外膨出形成室壁瘤，膨出处心内膜粗糙，可见有片状血栓，紧密地黏附于其上，血栓表面粗糙、干燥、质脆、无弹性、呈黑白相间（图 1-2-3）。

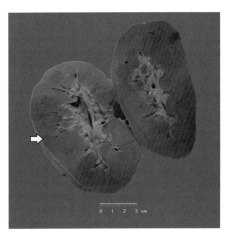

图 1-2-1　肾淤血

肾实质可见放射状走行的暗红色条纹
（如箭头所示）

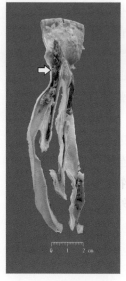

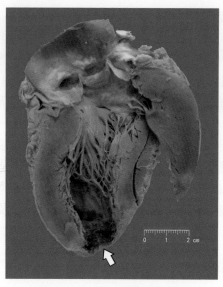

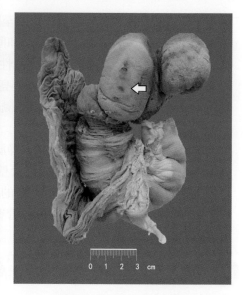

图 1-2-2　血管内血栓

血管分支处骑跨一灰白相间的混合血栓（如箭头所示）

图 1-2-3　左心室附壁血栓

心尖部左心室壁瘤（如箭头所示），部分血栓附着于此

图 1-2-4　肠出血性梗死

病变肠管肿胀，灰褐色而污秽（如箭头所示）

5. 心瓣膜血栓（valvular thrombus）　心脏二尖瓣瓣膜闭锁缘上，可见一排粟粒大小、整齐的灰白色疣状赘生物，此赘生物为白色血栓。

6. 肠出血性梗死（hemorrhagic infarct of intestine）　标本为肠套叠，可见一段回肠套入结肠腔内。病变肠管明显肿胀，色灰褐而污秽，表面有炎性渗出物和出血，与正常组织分界不清（图 1-2-4）。

7. 肺出血性梗死（hemorrhagic infarct of lung）　标本为小儿肺，右上叶下部近肺膜处可见一楔形病灶，尖端指向肺门，底向被膜，与周围组织界线尚清，暗红色，质实（图 1-2-5）。

8. 脾贫血性梗死（anemic infarct of spleen）　脾明显增大，切面可见楔形病灶，其尖端指向脾门，底向被膜，色灰白，无光泽，干燥，质实，边界清楚，病灶周围有明显红褐色充血出血带（图 1-2-6）。

9. 肾贫血性梗死（anemic infarct of kidney）　标本为肾，肾一侧近被膜处可见一楔形病灶，尖端指向肾门，底部向被膜，色苍白，无光泽，干燥，质实，边缘可见明显的红褐色充血出血带（图 1-2-7）。

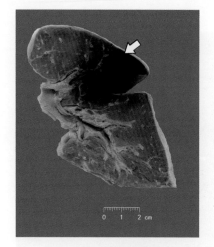

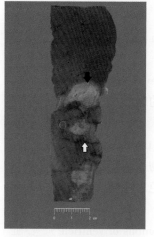

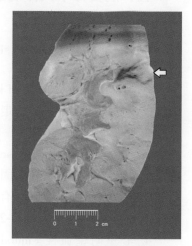

图 1-2-5　肺出血性梗死

右肺上叶下部楔形红色梗死灶（如箭头所示）

图 1-2-6　脾贫血性梗死

脾切面楔形白色梗死灶（如黑箭头所示）及其周围充血出血带（如白箭头所示）

图 1-2-7　肾贫血性梗死

肾被膜下楔形白色梗死灶（如箭头所示）及其周围充血出血带

10. 肺动脉血栓栓塞（thromboembolism of pulmonary artery） 肺切面在肺门处肺动脉主干的管腔内可见一血栓性栓子堵塞。

（二）组织学观察

1. 慢性肺淤血（chronic congestion of lung）

（1）低倍镜：镜下可见肺组织。肺泡间隔增宽，间隔内毛细血管扩张弯曲，部分肺泡腔内充满液体。

（2）高倍镜：部分肺泡腔内可见水肿液、红细胞及胞质内含有粗大棕褐色颗粒的巨噬细胞（心衰细胞）。

（3）诊断要点：肺泡间隔内毛细血管高度扩张，肺泡腔内充满液体，可见心衰细胞（图 1-2-8）。

2. 慢性肝淤血（chronic congestion of liver）

（1）低倍镜：镜下可见肝小叶结构，中央静脉及周围肝窦扩张充血，肝细胞索受压、变窄。

（2）高倍镜：部分肝细胞有不同程度的胞质疏松化及脂肪空泡形成。

（3）诊断要点：肝小叶中央静脉及肝窦扩张、淤血，肝索变窄（图 1-2-9）。

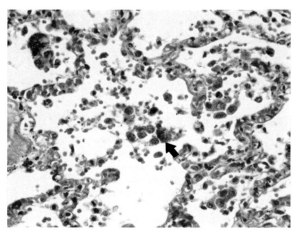

图 1-2-8　慢性肺淤血（40×）
肺泡壁毛细血管扩张，肺泡腔内见心衰细胞（如箭头所示）

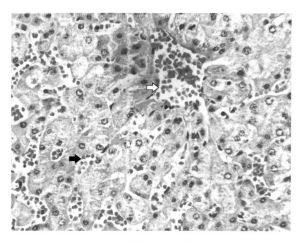

图 1-2-9　慢性肝淤血（40×）
中央静脉（如白箭头所示）和肝窦（如黑箭头所示）扩张、淤血、肝细胞水样变性和脂肪变性

3. 混合血栓（mixed thrombus）

（1）低倍镜：镜下可见血管组织，管腔内可见粉红色的层状固体团块，为血栓。

（2）高倍镜：血栓中可见淡红染无结构呈分支状血小板小梁，小梁周围可见白细胞，小梁间可见纤维蛋白网，网眼中充满红细胞。

（3）诊断要点：血小板小梁、纤维蛋白网、红细胞、白细胞（图 1-2-10，图 1-2-11）。

4. 血栓机化（organization of thrombus）

（1）低倍镜：镜下可见血管腔内的混合血栓，肉芽组织从血管壁长入血栓内。

（2）高倍镜：血栓中可见新生毛细血管、成纤维细胞和肌成纤维细胞。

（3）诊断要点：新生毛细血管、成纤维细胞长入血栓（图 1-2-12）。

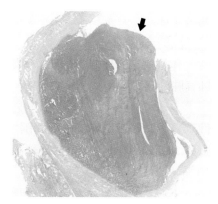

图 1-2-10　静脉内混合血栓（2×）
静脉腔内混合血栓（如箭头所示）

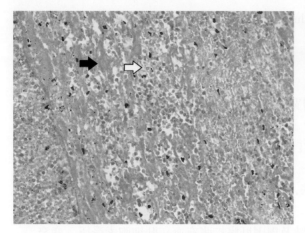

图 1-2-11　混合血栓（40×）

混合血栓内的血小板小梁（如黑箭头所示）、纤维蛋白网
和红细胞（如白箭头所示）

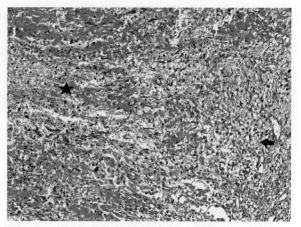

图 1-2-12　血栓机化（40×）

肉芽组织（如箭头所示）长入血栓（如五星所示）

5. 肾梗死（infarction of kidney）　详见"第一章细胞和组织的适应、损伤与修复中肾凝固性坏死标本"。

六、思考题

1. 试述慢性肝淤血和慢性肺淤血的主要病理改变。

2. 当门静脉主干有血栓形成，引起不完全性阻塞时，有关组织或器官可能发生哪些病理形态学改变？

3. 结合本次实习，总结静脉淤血可引起哪些后果。

4. 结合镜下改变，讨论血栓形成的原因及血栓形成对机体的利弊。

5. 讨论出血性梗死的形成条件。

6. 请说明淤血、血栓形成、栓塞和梗死之间的关系。

七、临床病理联系

病 例 1

【病例摘要】　患者，男，65 岁，右下肢无明显诱因肿痛 5 天。无胸闷、胸痛、呼吸困难等症状。糖尿病史 10 年、高血压病史 8 年，长期服用降糖药和降压药物治疗。既往史：吸烟史 35 年，20 支/日。

【诊疗经过】

体格检查：体温 36.5℃，脉搏 80 次/分，呼吸 20 次/分，血压 160/95 mmHg。胸部 CT 平扫：肺气肿。

专科检查：右下肢肿胀，皮肤温度可，右足背动脉搏动良好，末梢血运良，腓肠肌压痛阴性。右下肢髌骨上 15 cm 处腿围 36.5 cm，髌骨下 10 cm 处腿围 34.5 cm，左下肢髌骨上 15 cm 处腿围 36 cm，髌骨下 10 cm 处腿围 31 cm。患者双下肢髌骨上 15 cm 处腿围差值为 0.5 cm，髌骨下 10 cm 处腿围差值为 3.5 cm。

下肢血管彩超：大隐静脉根部内径分别约 4.5 mm（右）、3.6 mm（左）。右侧股总静脉、股浅静脉至腘静脉，管径增宽，较宽处约为 9.7 mm，管壁压缩性差，管腔内透声差，内充满实性偏低回声。

右下肢静脉造影：经足背浅静脉行下肢顺行性静脉造影，腘静脉以上未显影，浅静脉扩张代偿。髂静脉段未见狭窄和血栓。提示右下肢全肢型血栓。

实验室检查：D- 二聚体 12.03 μg/ml。糖化血红蛋白 HbA1c 11.4%。

临床诊断：右下肢深静脉血栓形成；高血压 2 级（中危）；2 型糖尿病。

治疗经过：行下腔静脉临时滤器植入 + 右侧股腘静脉溶栓 + 吸栓术。

【问题】

1. 请尝试列出诊断依据。

2. 请用病理学知识分析该患者的诊疗经过。如果不及时治疗，患者有何危险？为什么？

病 例 2

【病例摘要】 患者，男，54 岁，因左下肢动脉硬化性闭塞症，左足坏死，继发感染，行左侧小腿中段截肢术。

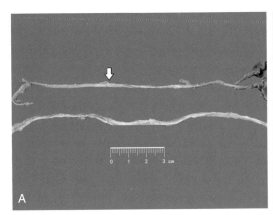
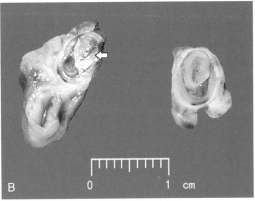

图 1-2-13 （左）下肢动脉大体观

【病理检查】 大体检查：左小腿皮肤干燥皱缩呈黑色，左小腿动脉大部分增粗，变硬。切面可见动脉管壁不均匀增厚，管腔狭窄（图 1-2-13）。显微镜检查：镜下可见各支动脉管壁增厚，管腔不同程度狭窄，最严重部分达 80%，局部见钙盐沉积；周围皮肤及软组织中可见坏死及脓细胞（图 1-2-14）。

【病理诊断】 左足坏疽，左下肢动脉粥样硬化。

【问题】

请结合病理变化分析患者的病变发展过程。

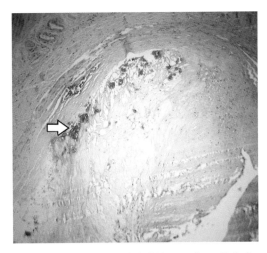

图 1-2-14 （左）下肢动脉镜下观（HE 染色）

（宋丽娜）

19

数字资源

第三章　炎　症

一、实习目的

1. 掌握炎症的概念、基本病理变化和分类。

2. 掌握急性炎症的病理学类型及其病变特点和结局，依据肉眼观察和镜下观察，能够正确辨认炎症细胞的形态特征，准确描述常见急性炎症的病变特点。

3. 掌握慢性炎症的病理学类型及病变特点，依据肉眼观察和镜下观察，能够准确描述常见慢性炎症的病变特点。

4. 自学部分见本章数字资源中相关内容。

二、实习内容

大体标本	切片标本
1. 急性化脓性阑尾炎	1. 急性化脓性阑尾炎
2. 急性坏疽性阑尾炎	2. 肾脓肿
3. 急性化脓性脑膜炎	3. 慢性胆囊炎
4. 脑脓肿	4. 慢性阑尾炎
5. 肝脓肿	5. 鼻息肉
6. 多发性肺脓肿	
7. 咽和气管假膜性炎	
8. 纤维素性心外膜炎	
9. 假膜性肠炎	
10. 大叶性肺炎	
11. 慢性胆囊炎	
12. 结肠息肉	

三、正常组织大体观察及组织学观察

（一）阑尾

1. **大体观察**　阑尾一般长 5 ~ 7 cm，宽 0.5 ~ 1 cm，蚓状，粉红色，表面光滑，管径粗细均匀。

2. **组织学观察**　阑尾壁分为 4 层结构，由内向外依次为黏膜层、黏膜下层、肌层和外膜。黏膜层的上皮为单层柱状上皮，含杯状细胞较多，固有层内含有丰富的淋巴组织，形成许多淋巴小结，常突破黏膜层，与黏膜下层的淋巴组织相连。肌层较薄，含内环、外纵两层，外覆浆膜。

（二）胆囊

1. 大体观察 胆囊呈梨形囊袋状，内含 30 ~ 60 ml 胆汁，一般长 8 ~ 12 cm，宽 3 ~ 5 cm。胆囊分底、体、颈、管 4 部，颈部连接胆囊管。胆囊管长 2 ~ 3 cm，管内径为 0.3 cm。

2. 组织学观察 胆囊壁分为 3 层结构，由内向外依次为黏膜层、肌层和外膜。黏膜层有发达的皱襞，被覆单层柱状上皮，皱襞之间的上皮常向固有层内延伸，形成深陷的黏膜窦。固有层有较丰富的血管、淋巴管和弹性纤维。肌层较薄，肌纤维排列不规则。外膜有较厚的疏松结缔组织，表面覆以浆膜。

 四、病变标本观察方法及注意事项

（一）阑尾

1. 大体观察 长度、直径、形状有无异常，浆膜有无充血、异常物质附着及穿孔等。剖开后观察阑尾壁厚度是否正常，黏膜颜色、厚度有无异常，管腔有无狭窄、闭塞、扩张、粪石等。取材时一般于近、中、远三段各取一组织块，远端一块尽量靠近尖端，以免遗漏尖端类癌。已被剖开者，沿纵轴取组织块，如检查时不能发现病变所在，需多做断面，以寻觅病变部位和取组织块。

2. 组织学观察 按黏膜层、黏膜下层、肌层及外膜层的顺序依次观察病变情况。

（二）胆囊

1. 大体观察 胆囊的大小，表面颜色，硬度，形状有无异常，浆膜有无充血、异常物质附着及穿孔等。沿长轴剖开后观察胆囊壁及胆管壁厚度是否正常，胆汁的量和性状，有无结石，胆管有无扩张。

2. 组织学观察 按黏膜层、肌层及外膜层的顺序依次观察病变情况。

五、病变标本大体观察及组织学观察

（一）大体观察

1. 急性化脓性阑尾炎（acute suppurative appendicitis） 标本为阑尾，整个阑尾肿胀变粗，并卷曲粘连，浆膜面粗糙，失去正常光泽，小血管扩张充血，表面附有黄白色脓性分泌物形成脓苔（图 1-3-1）。

2. 急性坏疽性阑尾炎（acute gangrenous appendicitis） 标本为阑尾，已纵行剖开，整个阑尾肿胀，浆膜面及管腔均可见脓性渗出物，部分阑尾壁变薄，呈黑色（图 1-3-2）。

3. 急性化脓性脑膜炎（acute suppurative meningitis） 标本为脑，脑膜血管高度扩张充血，脑表面可见大量灰黄色、黄白色脓性渗出物覆盖，脑沟变浅，病变严重区域如脑顶部，脑的沟回因被脓液掩盖而模糊不清（图 1-3-3）。

4. 脑脓肿（abscess of brain） 标本为脑冠状切面，在切面上靠近脑表面处，可见一境界较清楚的球形病灶，其中脑组织结构完全消失，腔内残留有黄白色脓性渗出物（图 1-3-4）。

5. 肝脓肿（abscess of liver） 标本为肝，切面可见一直径约 1.5 cm 大小的缺损，与周围分界清楚，腔内壁粗糙，凹凸不平，可见黄白色脓性渗出物（图 1-3-5）。

6. 多发性肺脓肿（multiple pulmonary abscesses） 标本为气管和肺，肺组织已纵行剖开，切面可见多个大小不一、不规则、界限相对清楚的缺损，腔内壁粗糙，可见黄白色脓性渗出物（图 1-3-6）。

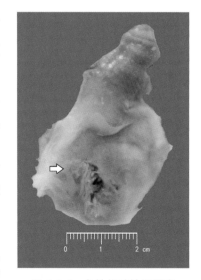

图 1-3-1 急性化脓性阑尾炎
阑尾肿胀，卷曲粘连，表面附有脓苔（如箭头所示）

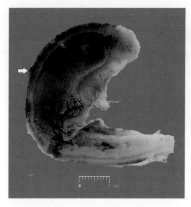

图 1-3-2　急性坏疽性阑尾炎
阑尾肿胀，管腔内可见脓性渗出物，
部分阑尾壁呈黑色（如箭头所示）

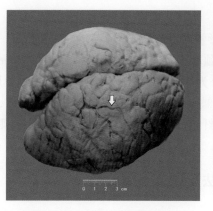

图 1-3-3　急性化脓性脑膜炎
脑膜血管扩张充血，脑表面见脓性渗出
物（如箭头所示），填充脑沟

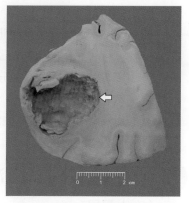

图 1-3-4　脑脓肿
脑切面可见一局限性缺损（如箭头
所示），腔内残留脓性渗出物

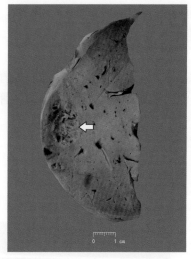

图 1-3-5　肝脓肿
肝切面可见一局限性缺损（如箭头所
示），腔内残留脓性渗出物

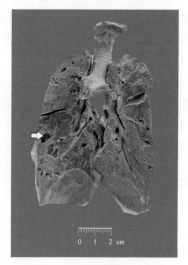

图 1-3-6　多发性肺脓肿
肺切面可见多个大小不一、界限相
对清楚的缺损（如箭头所示），腔
内残留脓性渗出物

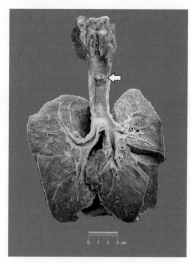

图 1-3-7　咽和气管假膜性炎
气管的黏膜表面可见灰白色、片状膜
状物（如箭头所示）

7. 气管假膜性炎（pseudomembraneous inflammation of trachea）标本为小儿的咽、气管、支气管、肺切面，在气管黏膜表面可见灰白色片状膜状物（即假膜）（图 1-3-7）。

8. 纤维素性心外膜炎（fibrinous pericarditis）　标本为小儿心脏，心包腔已打开，心外膜不光滑，失去正常光泽，在心包表面可见薄厚不一的灰白色、片状或颗粒状絮状渗出物附着其上，呈绒毛状，因而又称绒毛心（图 1-3-8）。

9. 假膜性肠炎（pseudomembraneous colitis）　标本为一段结肠，可见结肠黏膜失去正常结构，污秽、粗糙、无光泽，黏膜表面附有一层灰白色絮状膜状物（即假膜）。部分假膜脱落，肠黏膜形成溃疡（图 1-3-9）。

10. 大叶性肺炎（lobar pneumonia）　标本为肺，已纵行剖开，

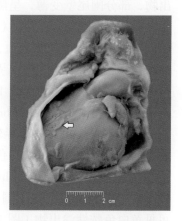

图 1-3-8　纤维素性心外膜炎
心包表面可见灰白色、片状或颗
粒状渗出物（如箭头所示）

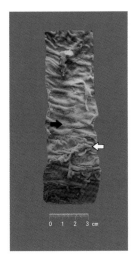

图 1-3-9 假膜性肠炎
结肠黏膜表面可见灰白色、絮状膜状物（如白箭头所示），部分脱落，肠黏膜形成浅表溃疡（如黑箭头所示）

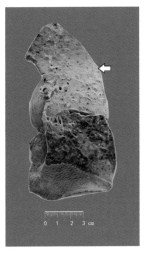

图 1-3-10 大叶性肺炎
整个肺上叶呈灰白色，质实，肺泡腔内填充灰白色渗出物（如箭头所示）

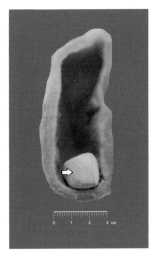

图 1-3-11 慢性胆囊炎、胆石症
胆囊壁增厚，灰白色，腔内可见一灰白色结石（如箭头所示）

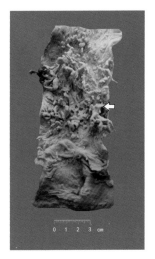

图 1-3-12 结肠息肉
结肠黏膜表面可见大小、形态不一的多个突起（如箭头所示），基底与肠壁有蒂相连

上侧整个肺叶呈灰白色，质实，肺泡腔内填充灰白色渗出物，下侧肺无明显渗出（图 1-3-10）。

11. 慢性胆囊炎（chronic cholecystitis） 标本为胆囊，已纵行剖开，切面可见胆囊壁增厚，质地硬韧，灰白色，胆囊腔内可见一灰白色质硬结石（图 1-3-11）。

12. 结肠息肉（polyp of colon） 标本为结肠，已纵行剖开，肠黏膜表面可见大小及形态不一的多个突起，相互交织呈珊瑚状，其基底与肠壁有蒂相连，肠壁增厚，质地变硬（图 1-3-12）。

（二）组织学观察

1. 急性化脓性阑尾炎（acute suppurative appendicitis）

（1）低倍镜：镜下可见阑尾组织。阑尾各层可见大量炎症细胞浸润，黏膜上皮不完整，坏死脱落于阑尾腔，腔内充满脓性渗出物，浆膜层也可见脓性渗出物。

（2）高倍镜：阑尾各层可见充血、水肿和大量中性粒细胞弥漫浸润（图 1-3-13）。

（3）诊断要点：阑尾各层中性粒细胞弥漫浸润。

2. 肾脓肿（abscess of kidney）

（1）低倍镜：镜下可见肾组织。局部正常组织结构消失，可见红染颗粒状坏死组织和大量炎症细胞浸润，界限相对清楚，周围肾间质充血、水肿（图 1-3-14）。

（2）高倍镜：坏死灶内可见大量变性、坏死的中性粒细胞。

（3）诊断要点：局部组织坏死，坏死灶内可见变性、坏死的中性粒细胞。

3. 慢性胆囊炎（chronic cholecystitis）

（1）低倍镜：镜下可见胆囊组织。胆囊黏膜发生萎缩，各层均有炎症细胞浸润，纤维组

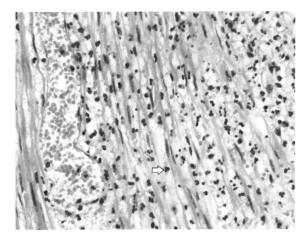

图 1-3-13 急性化脓性阑尾炎（40×）
阑尾肌层可见充血、水肿，大量中性粒细胞弥漫浸润（如箭头所示）

23

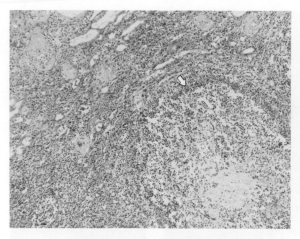

图 1-3-14　肾脓肿（10×）

肾组织局部正常结构消失，可见颗粒状坏死组织和炎症细胞浸润，界限相对清楚（如箭头所示）

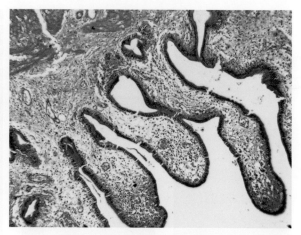

图 1-3-15　慢性胆囊炎（10×）

胆囊黏膜萎缩，伴有炎症细胞浸润和纤维组织增生

织明显增生（图 1-3-15）。

（2）高倍镜：各层可见淋巴细胞、巨噬细胞、浆细胞浸润。

（3）诊断要点：各层淋巴细胞、巨噬细胞、浆细胞浸润，纤维化显著。

4. 慢性阑尾炎（chronic appendicitis）

（1）低倍镜：镜下可见阑尾组织。阑尾各层均有炎症细胞浸润，纤维组织和脂肪组织明显增生，以黏膜下层显著。

（2）高倍镜：各层可见淋巴细胞、巨噬细胞、浆细胞浸润（图 1-3-16）。

（3）诊断要点：纤维化显著，各层淋巴细胞、巨噬细胞、浆细胞浸润。

5. 鼻息肉（nasal polyp）

（1）低倍镜：镜下可见鼻息肉组织。表面被覆假复层纤毛柱状上皮，上皮下可见腺体、纤维组织增生，大量炎症细胞浸润，部分腺体囊性扩张。

（2）高倍镜：间质内有大量巨噬细胞、淋巴细胞、嗜酸性粒细胞及浆细胞浸润（图 1-3-17）。

（3）诊断要点：黏膜上皮、腺体、纤维组织增生，慢性炎症细胞浸润。

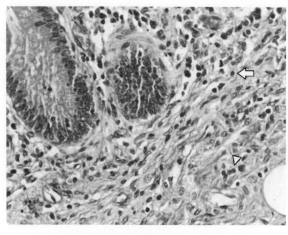

图 1-3-16　慢性阑尾炎（40×）

黏膜下层纤维组织增生，淋巴细胞（如箭头所示）、巨噬细胞（如三角所示）等炎症细胞浸润

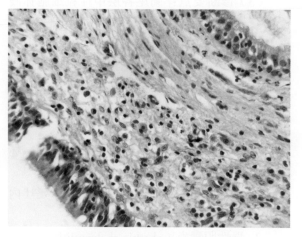

图 1-3-17　鼻息肉（40×）

表面被覆假复层纤毛柱状上皮，上皮下纤维组织增生，巨噬细胞、淋巴细胞、浆细胞浸润

六、思考题

1. 结合本次实验标本，总结纤维素性炎的好发部位及其病变特点。
2. 脓肿的形态学诊断依据是什么？如何区别急、慢性脓肿？
3. 依据所观察的炎症病变的切片，说明哪些病变是变质、渗出、增生性病变。
4. 根据本次实习，总结化脓性炎的概念及各类型的病理变化。
5. 归纳总结渗出包括哪些变化。
6. 根据本次实习，总结归纳慢性肉芽肿性炎的概念、病因及病理变化特征。

七、临床病理联系

病 例 1

【病例摘要】 患者，女，60 岁，1 年前无明显诱因出现右下腹部持续隐痛，后间断发作数次，均保守治疗后好转。约 20 h 前无明显诱因出现上腹部疼痛，以上腹部脐周为主，呈持续隐痛，无恶心、呕吐，无发热，无腹泻，无尿频、尿急、尿痛及肉眼血尿，今晨疼痛加重并转移于右下腹部，遂来院就诊。T 36.8℃，P 82 次 / 分，R 15 次 / 分，BP 130/80 mmHg。专科检查：腹平软，未见胃肠型及蠕动波，右下腹麦氏点压痛伴反跳痛，皮下可触及一 2 cm×3 cm 包块，不活动，肠鸣音正常，4～6 次 / 分。腹部 B 超：右下腹管状低回声，直径 1.1 cm，伴少许积液。血常规：WBC 11.3×10⁹/L，N 70.9%，CRP 1.88 mg/L。临床诊断：急性阑尾炎？慢性阑尾炎？肠炎？

【病理检查】 肉眼观：阑尾一条，大小为 6.8 cm×1.2 cm×1.2 cm，肿胀，表面充血水肿并附脓苔。切面阑尾壁增厚，灰白色，质韧，管腔狭窄，腔内有黄色渗出物，部分阑尾黏膜缺损。镜下观：HE 染色可见阑尾壁增厚，管腔内有脓性渗出物，黏膜层部分坏死脱落，阑尾壁纤维组织和脂肪组织增生，以黏膜下层为显著，有大量中性粒细胞、淋巴细胞、巨噬细胞和浆细胞浸润。

【病理诊断】 慢性阑尾炎伴急性发作。

【请列出诊断依据】

病 例 2

【病例摘要】 患者，男，56 岁，2 年前开始出现右上腹部疼痛，与油腻饮食有关。腹部 B 超示：胆囊炎，胆囊结石。经药物治疗症状缓解。近 2 年来未有明显发作，但 B 超检查显示胆囊结石逐步增大。平时无明显右上腹疼痛，无恶心、呕吐，无高热、黄疸等。患者于 5 h 前进食后出现右上腹疼痛，伴轻度恶心、发热，无腹胀、腹泻，无皮肤、巩膜黄染，精神尚可。T 38.2℃，P 90 次 / 分，R 16 次 / 分，BP 125/85 mmHg。专科检查：腹平软，无腹壁静脉曲张，未见胃肠型和蠕动波，右上腹轻压痛，伴反跳痛，Murphy 征阳性。肝、脾肋下未及，肝、肾区无叩击痛，移动性浊音阴性，肠鸣音尚正常。B 超：胆囊结石，胆囊炎。血常规：WBC 12.76×10⁹/L，N 87.8%，CRP 4.64 mg/L。临床诊断：胆囊结石，慢性胆囊炎，急性胆囊炎？

【病理检查】 肉眼观：胆囊一条，大小为 6 cm×3.5 cm×2.5 cm，壁厚 0.4 cm，表面充血，部分黏膜缺损，囊壁灰白色，质韧，部分呈灰黑色，质软，囊腔可见灰黄色渗出物，另见灰褐色结石 3 枚。镜下观：HE 染色可见囊腔内有脓性渗出物，部分黏膜层坏死脱落，部分囊壁肌层坏死，结构消失，伴有囊壁血管充血，纤维组织增生，中性粒细胞、淋巴细胞、巨噬细胞和浆细胞浸润。

【病理诊断】 慢性胆囊炎伴急性坏疽性胆囊炎，胆石症。

【请列出诊断依据】

（孙　静）

数字资源

第四章　肿　瘤

一、实习目的

1. 掌握肿瘤的概念、一般形态结构特点及肿瘤的异型性、肿瘤的生长和扩散方式。掌握良恶性肿瘤的主要形态学区别、癌和肉瘤的主要形态学区别；掌握常见肿瘤的病理学类型。依据肉眼观察和镜下观察，能够正确辨认和准确描述常见肿瘤的形态特征、准确描述肿瘤的实质和间质及肿瘤的异质性、准确描述上皮及间叶组织良恶性肿瘤的形态特点、转移瘤的形态特点。

2. 掌握肿瘤的分级和分期、癌前病变、异型增生和原位癌的形态特征。

3. 了解肿瘤发生发展的分子机制。

4. 自学部分见本章数字资源中相关内容。

二、实习内容

	上皮来源良性肿瘤	上皮来源恶性肿瘤	间叶来源良性肿瘤	间叶来源恶性肿瘤	其他肿瘤
大体标本	1. 皮肤乳头状瘤 2. 甲状腺腺瘤 3. 卵巢浆液性乳头状囊腺瘤 4. 卵巢黏液性囊腺瘤 5. 乳腺纤维腺瘤	1. 阴茎癌 2. 皮肤癌 3. 食管癌 4. 结肠癌 5. 肺癌 6. 膀胱癌 7. 乳腺癌伴淋巴结转移 8. 绒癌肝转移	1. 纤维瘤 2. 脂肪瘤 3. 子宫平滑肌瘤	1. 纤维肉瘤 2. 骨肉瘤	1. 成熟囊性畸胎瘤 2. 未成熟畸胎瘤 3. 恶性黑色素瘤
切片标本	1. 皮肤乳头状瘤 2. 肠腺瘤性息肉 3. 乳腺纤维腺瘤	1. 鳞状细胞癌 2. 肠腺癌 3. 基底细胞癌 4. 淋巴结转移癌	1. 纤维瘤 2. 脂肪瘤 3. 平滑肌瘤	1. 纤维肉瘤 2. 骨肉瘤	恶性黑色素瘤

三、正常组织大体观察及组织学观察

（一）鳞状上皮

鳞状上皮由多层细胞组成，是最厚的一种上皮。上皮中最底层的细胞附着于基底膜上，该层细胞较小，多为立方形或矮柱状。基底层以上是数层多边形细胞，向表层方向细胞逐渐变为梭形，呈鳞片状，最表层的扁平细胞已衰老退化，并不断脱落。皮肤表皮的鳞状上皮为角化型上皮，其表层细胞胞质中充满角蛋白，具有更强的保护作用。此外，口腔、食管和阴道等处被覆上皮为未角化鳞状上皮。

（二）结缔组织

结缔组织又称支持组织，是人体分布最广泛的一类组织，由多种细胞和丰富的细胞间质组成。细胞的类型和数量随结缔组织的类型不同而异，包括成纤维细胞、巨噬细胞、浆细胞、肥大细胞、脂肪细胞、未分化的间充质细胞等。间质由细胞产生，包括纤维、基质等。

（三）骨组织

骨组织由骨松质、骨密质、骨膜构成。骨松质和骨密质都是由成层排列的骨板和骨细胞组成，骨膜由致密结缔组织构成。

（四）消化管的一般结构

从食管至大肠的管壁基本结构由内向外依次可分为以下 4 层：

1. 黏膜层

（1）上皮除食管和肛门为复层鳞状上皮外，其余均为单层柱状上皮。

（2）固有层由致密结缔组织组成，富含血管、淋巴管和小的消化腺，可见免疫细胞及淋巴组织。

（3）黏膜肌层：黏膜深部的薄层平滑肌。

2. 黏膜下层　为连接黏膜与肌层的疏松结缔组织，内含丰富血管和淋巴管，还可见黏膜下神经丛及淋巴组织。

3. 肌层　除部分食管及肛门为骨骼肌外，其余均由平滑肌组成，可分内环、外纵两层，胃的肌层分为内斜、中环、外纵三层，肌层之间有少量结缔组织。

4. 外膜　食管和直肠的外膜由疏松结缔组织组成，称为纤维膜，与周围的组织相连；其余消化管的最外层除薄层结缔组织外，还有间皮覆盖，称为浆膜。

（五）食管

1. 大体观察　成人食管全长 25 ~ 30 cm，上门齿至食管入口处约 15 cm，上门齿至食管末端为 40 ~ 45 cm。食管有三处生理狭窄，第一处位于咽和食管的连接处，第二处在主动脉和支气管交叉处，第三处在穿过膈肌的食管裂孔处，狭窄部分的食管宽度为 1.3 ~ 2 cm，其余部分宽度为 2.5 ~ 3 cm。

2. 组织学观察　具有消化管的一般结构。表面黏膜形成数条纵行皱襞，衬以非角化的复层鳞状上皮，在与胃的交界处突然转变为单层柱状上皮，分界十分清楚。固有膜内含疏松结缔组织。黏膜肌层为一薄层纵行平滑肌束。黏膜下层的疏松结缔组织内含有丰富的血管、神经和淋巴管。肌层在食管上端为骨骼肌，中段为骨骼肌和平滑肌的混合排列，下段为平滑肌，呈内环、外纵排列。外膜为纤维膜。

四、病变标本观察方法及注意事项

（一）肿瘤的一般性肉眼检查方法

1. 整体观察

（1）肿瘤的解剖学部位及其具体位置。

（2）数目

（3）大小：包括直径、三维长度。

（4）形状：如结节形、分叶状、息肉样、疣状、乳头状、菜花样，有无糜烂或溃疡等。

（5）色泽

（6）质地：包括软、硬、韧及其程度，黏液性或胶样。

（7）活动度：如较活动、较固定。

（8）生长方式：包括膨胀性、浸润性、外生性生长，观察其边界是否清楚、包膜完整程度、与周围组织和结构有无粘连、浸润及其程度，有无瘘管形成等。

（9）肿瘤外缘：如与各手术断端的距离。

（10）质量：必要时，尽量只称肿瘤的质量。

2. 溃疡性病变　数目、部位、范围（最长径 × 最短径）、形状、色泽、边缘（平坦、隆起）、边缘黏膜皱襞走行（聚集、中断）、深度、底部表面（出血、渗出物、坏死）、穿孔（瘘管形成）等。

3. 切面观察　一般应沿肿瘤的最大径将肿瘤纵行切开，以暴露其最大切面。

（1）囊性、实性、囊实兼有（各占比例）。

（2）实性肿物：包括色泽、编织样纹理、分叶状、质地（均质、细腻、鱼肉样、黏液样、胶样）、边界、包膜、浸润（程度）、出血、坏死等。

（3）囊性肿物

1）囊腔：包括数目（单房、多房）、大小、内容物（流失、浆液性、黏液性、胶样、血性、脓性、坏死物、皮脂性、毛发、钙化等）。

2）囊壁

a. 厚度：如厚壁、薄壁、均一性。

b. 完整性：如完整、破裂（程度）、已被切开。

c. 外表面：如光滑、乳头状物（范围、分布）、浸润性生长。

d. 内表面：如光滑、乳头状物（范围、分布）、结节性突起、"头结节"（牙齿、骨质、脂肪等）。

4. 切片取材

（1）肿瘤实体，1 ~ 4 块，视肿瘤大小、肉眼病变特点和解剖学关系酌量取材。

（2）肿瘤与其毗邻的组织结构（周边、表面和底面等），至少 2 块。

（3）管道的手术断端，上、下断端至少各 1 块（必要时适量多取材）。

（4）位于腔壁的肿瘤，与肿瘤部位间隔一段距离的无肿瘤腔壁处酌量取材。

（5）非肿瘤处的其他结构（器官），每个结构（器官）至少切取 1 块（必要时适量多取材）。

由肿瘤所在的周围脂肪组织中（按照有关的解剖学部位）细心地分组寻找、剖离淋巴结，记录各组淋巴结的数目、最大和最小体积，切面上肉眼观察推测是否存在转移瘤。直径 < 0.5 cm 者整个取材制片，直径 > 0.5 cm 者须对半剖开或切取其中一个最大切面制片。

（二）食管癌

切除的食管长度及周径，管壁有无水肿或粘连，肿大淋巴结的位置、大小、硬度及数目。沿肿瘤对侧纵行切开食管，观察肿瘤大小及形状。取材部位：肿瘤上下交界处各取 1 块，或沿长轴通过肿瘤全径取出大切片或分成数段。全部淋巴结分别切块包埋。

（三）肠癌

切除肠管的长度，肿瘤生长部位、大小、局部浆膜等情况。如为十二指肠癌，还应注意与肝胰壶腹的关系。取材部位：肿瘤及交界处肠壁全层组织，上下手术切缘，肿大的淋巴结。

🔒 五、病变标本大体观察及组织学观察

（一）上皮组织良性肿瘤

大体观察

1. 皮肤乳头状瘤（papilloma of skin）　标本为一 2 cm × 3 cm × 3 cm 的肿物，向皮肤表面呈外生性生长，形成许多指状乳头状突起，其根部狭窄成蒂，与正常组织相连，切面见灰白色结缔组织位于增生的乳头中轴（图 1-4-1）。

2. 甲状腺腺瘤（thyroid adenoma）　部分切除的甲状腺标本，其切面可见一 2 cm × 2 cm × 1 cm

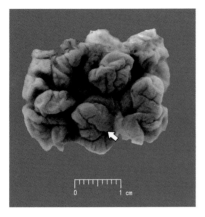

图 1-4-1　乳头状瘤
肿瘤形成许多指状乳头状突起
（如箭头所示）

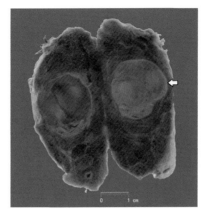

图 1-4-2　甲状腺腺瘤
甲状腺切面囊实性肿物，包膜完整
（如箭头所示）

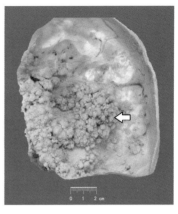

图 1-4-3　卵巢浆液性乳头状囊腺瘤
囊性肿物，切面肿瘤呈单房囊性，囊
壁不光滑、有乳头生长（如箭头所示）

的囊性肿物，灰红、灰白色，其内容物流失，包膜完整，内表面不光滑，残留少量肿瘤组织，肿物与周围组织分界清楚，其余甲状腺组织灰红色，可见局部呈结节状增生（图 1-4-2）。

3. 卵巢浆液性乳头状囊腺瘤（serous papillary cystadenoma of ovary）　标本为一 12 cm × 13 cm × 7 cm 的囊性肿物，附着于输卵管下方，表面光滑，灰白色，切面肿瘤呈单房囊性，囊壁薄如纸，囊内浆液已流出（为清亮透明的液体），囊壁不光滑，有乳头生长，此型腺瘤易恶变（图 1-4-3）。

4. 卵巢黏液性囊腺瘤（mucinous cystadenoma of ovary）　标本为一 11 cm × 9 cm × 7 cm 的囊性肿物，表面光滑，灰白色，切面肿瘤多房囊性，灰白色，囊壁光滑湿润，囊腔内充以黏稠液体（图 1-4-4）。

5. 乳腺纤维腺瘤（fibroadenoma of breast）　标本为一 4 cm × 3 cm × 2 cm 结节状、球形肿物，包膜完整，切面灰白、质韧，部分组织略呈编织状结构，为纤维组织相对集中的区域，部分组织略呈棕黄色，为上皮成分相对集中处（图 1-4-5），可见大小不等的裂隙。

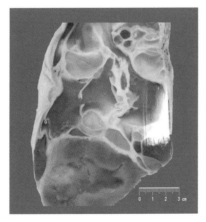

图 1-4-4　卵巢黏液性囊腺瘤
囊性肿物，切面肿瘤呈多房囊性，囊腔
内充以黏稠胶冻状液体

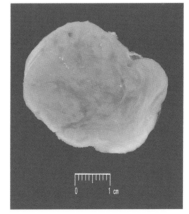

图 1-4-5　乳腺纤维腺瘤
结节状肿物，包膜完整，切面部分
组织略呈编织状结构，可见大小不
等的裂隙

组织学观察

1. 皮肤乳头状瘤（papilloma of skin）

（1）低倍镜：肿瘤呈乳头状，实质为异常增生的鳞状上皮，中轴的间质为血管及纤维组织，并有少量炎症细胞浸润。

（2）高倍镜：瘤细胞分化成熟，排列类似正常鳞状上皮，细胞层次增多，可见角化，基底膜完整。

（3）诊断要点：被覆上皮异常增生，形成乳头或手指样突起，乳头中心为间质；细胞形态、排列层次与正常鳞状上皮组织相似（图1-4-6）。

2. 肠腺瘤性息肉（adenomatous polyp of the intestine）

（1）低倍镜：局部腺体增生呈息肉状，有一细蒂与正常组织相连，增生的腺体密集，呈管状，表面呈绒毛状。

（2）高倍镜：增生的腺体中细胞数量增多，染色较深，呈轻度异型性，间质有炎症细胞浸润。

（3）诊断要点：局部腺体增生呈息肉状，有一细蒂与正常组织相连，增生的腺体密集，呈轻度异型性（图1-4-7）。

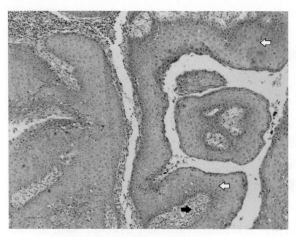

图1-4-6　皮肤乳头状瘤（10×）
鳞状上皮增生形成乳头（如白箭头所示），乳头中心为间质（如黑箭头所示）

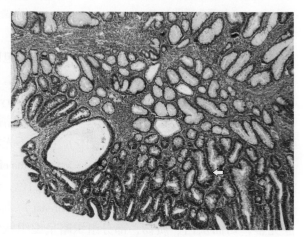

图1-4-7　肠腺瘤性息肉（10×）
肠黏膜局部增生的腺体密集，呈管状（如箭头所示）

3. 乳腺纤维腺瘤（fibroadenoma of breast）

（1）低倍镜：肿瘤组织境界清楚，有完整的纤维组织包膜。肿瘤实质成分包括两种，增生的编织状排列的纤维样间质成分以及增生的呈腺管样结构的上皮成分。部分增生的腺腔呈圆形或椭圆形，部分由于增生的纤维样组织挤压腺腔，使其弯曲呈裂隙状或管状，肿瘤组织中少量正常纤维血管束为肿瘤间质。

（2）高倍镜：增生的纤维样组织内除梭形纤维细胞、胶原纤维外，还可见到间质黏液样变性，增生的腺上皮样细胞呈单层立方形，上皮和上皮下与基底膜之间可见肌上皮细胞。

（3）诊断要点：增生的编织状排列的纤维样组织和增生的腺管样结构的两种组织成分；部分腺腔呈圆形或椭圆形，部分腺腔弯曲呈裂隙状或管状，纤维瘤样组织围绕腺腔排列（图1-4-8）。

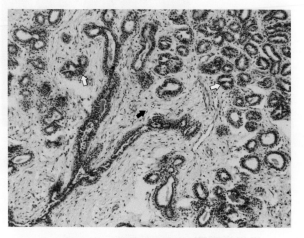

图1-4-8　乳腺纤维腺瘤（10×）
部分腺腔弯曲呈裂隙状或管状（如白箭头所示），增生的纤维样组织及间质黏液变性（如黑箭头所示）

（二）上皮组织恶性肿瘤

大体观察

1. 阴茎癌（penile cancer）　阴茎颈部可见一环行菜花状肿瘤，该肿瘤除向表面生长外，还向深部浸润生长，表面灰白色，干燥。切面部分龟头及阴茎海绵体受侵犯（图 1-4-9）。

2. 皮肤癌（epidermal cancer）　皮肤表面有灰白色肿物，呈"火山口"状溃疡，切面见肿瘤无包膜，较硬，灰白色，呈树根状浸润周围组织（图 1-4-10）。

3. 食管癌（esophageal cancer）　食管壁中下段黏膜面可见一溃疡型肿物，范围约 4 cm×3 cm，表面凹凸不平，切面灰白，与周围组织分界不清，实性，质硬，侵及全层（图 1-4-11）。

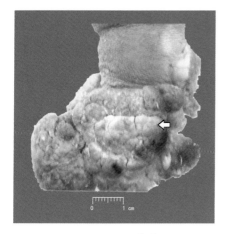

图 1-4-9　阴茎癌

阴茎颈部环行菜花状肿瘤，表面粗糙（如箭头所示）

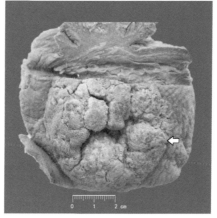

图 1-4-10　皮肤癌

皮肤表面的灰白色肿物，呈"火山口"状溃疡（如箭头所示）

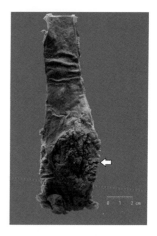

图 1-4-11　食管癌

食管黏膜面一溃疡型肿物，表面凹凸不平（如箭头所示）

4. 结肠癌（colon cancer）　已打开之结肠组织一段，肠腔内可见一约 3 cm 大小的肿块，向腔内突出生长，肿块呈灰白色，干燥。切面：癌组织呈灰红或灰白色，质地脆，浸润肠壁（图 1-4-12）。

5. 肺癌（lung cancer）　一侧肺叶切除标本，大小 25 cm×10 cm×4 cm，已沿支气管剖开，距肺门 2 cm 处，可见一 4 cm×3 cm×3 cm 的结节状肿物，灰白、灰红色，与周围肺组织边界尚清楚，肿物起源于支气管壁，部分突出于支气管管腔内，部分侵蚀支气管壁，界限不清。其余肺组织未见异常（图 1-4-13）。

6. 膀胱癌（carcinoma of bladder）　标本为切除的膀胱及前列腺组织，大小 7 cm×6 cm×5 cm，膀胱壁厚 0.7 cm，其内可见一球形肿物，大小 4 cm×4 cm×3 cm，色灰白，表面粗糙，质脆，基底部位于膀胱侧壁（图 1-4-14）。

7. 乳腺癌（breast carcinoma）伴淋巴结转移　标本为一 21 cm×12 cm×5 cm 乳腺切除标本，表面可见 8 cm×5 cm 皮肤，其上可见乳头，无破溃及凹陷，未见橘皮征。切面有灰白色肿物，肿瘤切面无包膜，较硬，灰白色，呈浸润生长，浸润大部分乳腺组织。可见肿大转移的淋巴结（图 1-4-15）。

8. 绒毛膜上皮癌肝转移（choriocarcinoma metastasis to liver）　肝切面可见一直径约 2 cm 圆形暗红色区域，质地松脆，与周围组织界线不清，其余肝组织未见异常（图 1-4-16）。

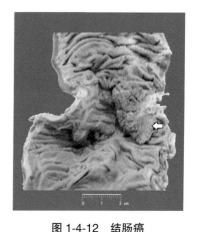

图 1-4-12　结肠癌

结肠黏膜面隆起型灰白色肿块，切面肿块呈灰红或灰白色浸润肠壁（如箭头所示）

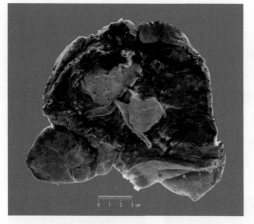

图 1-4-13　肺癌

灰红色结节状肿物起源于支气管壁，部分突出
于支气管管腔内，部分侵蚀支气管壁

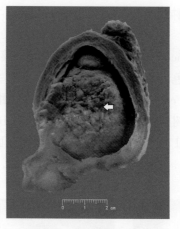

图 1-4-14　膀胱癌

膀胱壁内一球形肿物，表面粗糙
（如箭头所示），基底部位于膀
胱侧壁

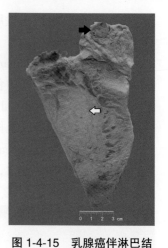

图 1-4-15　乳腺癌伴淋巴结
转移

切面灰白色肿物无包膜，呈浸
润生长（如白箭头所示），浸
润大部分乳腺组织，可见肿大
转移的淋巴结（如黑箭头所示）

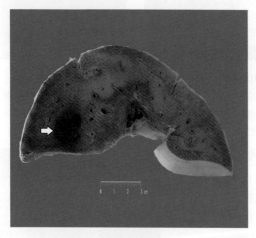

图 1-4-16　绒癌肝转移

肝切面见一圆形暗红色区域，与周围组织界线不
清（如箭头所示）

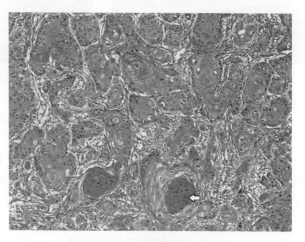

图 1-4-17　鳞状细胞癌（20×）

癌细胞呈不规则巢状排列，癌巢中央可出现层状红染的圆
形或不规则形角化物（角化珠）（如箭头所示）

组织学观察

1. 鳞状细胞癌（squamous cell carcinoma）

（1）低倍镜：癌细胞呈不规则巢状排列，称为癌巢，与间质分界清楚。高分化鳞癌癌巢中央
可出现层状红染的圆形或不规则形角化物，称为角化珠或癌珠。分化较差的鳞状细胞癌无角化珠。

（2）高倍镜：高分化鳞癌细胞分化较好，体积较大，多边形，核大深染，可见核分裂象、细
胞间桥、角化珠；分化较差的鳞状细胞癌细胞极向紊乱，层次不分明，细胞呈现明显的异型性，
并见较多核分裂象，无角化珠；间质可有炎症细胞浸润。

（3）诊断要点：细胞排列呈巢状，有异型性，癌巢内可见上皮分化过程，高分化者可见细胞
间桥和角化珠（图 1-4-17）。

2. 结肠腺癌（adenocarcinoma of colon）

（1）低倍镜：黏膜面可见大量排列不规则的肿瘤组织，并弥漫浸润生长，癌组织形成大小不

等、形态不一的腺样巢状结构，腺腔大小不一、形态各异，有共壁和"背靠背"现象。

（2）高倍镜：细胞层次增多，极向紊乱，部分分化较好的腺体腔内可出现分泌现象。

（3）诊断要点：肿瘤组织由增生的大小不一、形态不规则的腺样结构构成。癌细胞异型性明显（图1-4-18）。

3. 基底细胞癌（basal cell carcinoma）

（1）低倍镜：真皮浅层可见肿瘤细胞呈结节状或巢团状排列，外围肿瘤细胞呈栅栏状，癌巢周围可见疏松纤维黏液样间质。

（2）高倍镜：肿瘤细胞核圆形或卵圆形，深染，可见显著核仁，核分裂象多见。

（3）诊断要点：肿瘤位于真皮层，与表

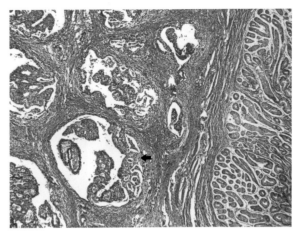

图1-4-18 结肠腺癌（10×）

肠壁内可见异型腺体呈管状或乳头状增生，呈弥漫浸润生长（如箭头所示）

皮关系密切，基底细胞呈结节状排列，外围肿瘤细胞栅栏状排列，癌巢周边疏松纤维黏液样间质（图1-4-19）。

4. 腺癌淋巴结转移（metastatic adenocarcinoma in lymph node）

（1）低倍镜：淋巴结大部分结构被肿瘤组织取代，肿瘤组织排列呈不规则腺腔样结构，可见"背靠背"和共壁现象。

（2）高倍镜：腺腔样结构的细胞层次增多，极向紊乱，细胞异型性明显，核分裂象多见。

（3）诊断要点：淋巴结内出现腺癌组织（图1-4-20）。

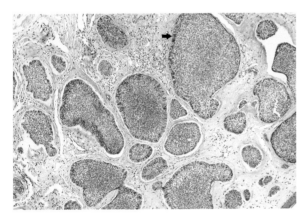

图1-4-19 基底细胞癌（10×）

真皮浅层肿瘤细胞呈巢团状排列，外围肿瘤细胞呈栅栏状（如箭头所示）

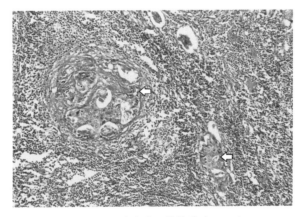

图1-4-20 腺癌淋巴结转移（20×）

淋巴组织内可见肿瘤细胞排列呈筛状、条索状（如箭头所示）

（三）间叶组织来源的良性肿瘤

大体观察

1. 纤维瘤（fibroma） 标本为一4 cm×3 cm×5 cm球形肿物，与周围组织分界清楚，有包膜，切面灰白色，可见编织状或旋涡状排列的纤维条纹，质地韧硬（图1-4-21）。

2. 肠壁脂肪瘤（lipoma of colon） 标本为一3 cm×2 cm×2 cm突向肠腔的结节状肿物，有完整包膜，切面呈黄色分叶状，质软（图1-4-22）。

3. 子宫平滑肌瘤（leiomyoma of the uterus） 标本为一病变子宫，大小10 cm×7 cm×5 cm，于

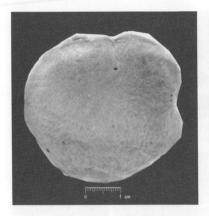

图 1-4-21　纤维瘤
球形肿物切面呈灰白色，可见编织状或旋涡状排列的纤维条纹

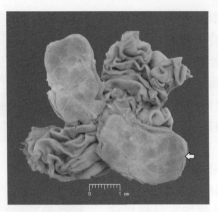

图 1-4-22　肠壁脂肪瘤
突向肠腔的结节状肿物，切面黄色，有完整包膜（如箭头所示）

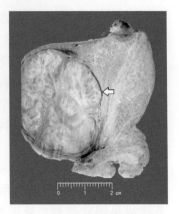

图 1-4-23　子宫平滑肌瘤
子宫肌壁间肿物，切面呈灰白色，实性，编织状，质硬韧，与正常组织分界清楚（如箭头所示）

肌壁间见一 4 cm×3 cm×4 cm 的肿物，质硬韧，与周围组织分界清楚，切面呈灰白色，可见较粗的编织状、漩涡状纹理和玻璃样变性（图 1-4-23）。

组织学观察

1. 纤维瘤（fibroma）

（1）低倍镜：肿瘤组织位于皮下，皮下有少量纤维组织，与上皮面平行排列，肿瘤组织与正常组织分界清楚，但无包膜，瘤组织中可见大量增生的纤维组织，肿瘤细胞排列方向紊乱，呈编织状。

（2）高倍镜：肿瘤细胞与正常纤维细胞相似，但数量增多，且排列紊乱，纤维数量增多。

（3）诊断要点：肿瘤组织与正常组织分界清楚，其纤维排列方向紊乱，细胞异型性小（图 1-4-24）。

2. 脂肪瘤（lipoma）

（1）低倍镜：呈不规则分叶状，有包膜和纤维间隔。

（2）高倍镜：肿瘤细胞分化好，与正常脂肪细胞无明显区别，细胞之间间质少，可见血管。

（3）诊断要点：有包膜，呈不规则分叶状，有纤维间隔；瘤细胞与正常脂肪细胞相似（图 1-4-25）。

3. 平滑肌瘤（leiomyoma）

（1）低倍镜：肿瘤细胞呈束状、交错状排列。

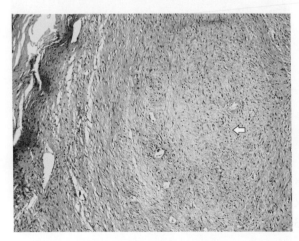

图 1-4-24　纤维瘤（10×）
增生的纤维组织，肿瘤细胞排列呈编织状（如箭头所示）

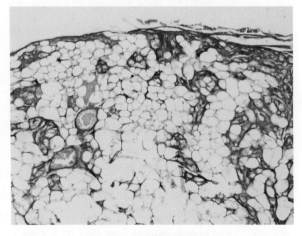

图 1-4-25　脂肪瘤（10×）
由成熟的脂肪细胞组成，间质有少量纤维组织及小血管

（2）高倍镜：细胞呈梭形，细胞核两端钝圆，染色质细，未见核分裂。

（3）诊断要点：肿瘤细胞呈束状、交错状排列，肿瘤细胞形态与正常平滑肌细胞相似度大，病理性核分裂象少见（图1-4-26）。

（四）间叶组织来源的恶性肿瘤

大体观察

1. 纤维肉瘤（fibrosarcoma） 标本为部分切除的骨及肌肉组织，大小约25 cm×14 cm×13 cm，切面可见骨组织干骺端被灰白色肿物所包绕，肿物大小约12 cm×5 cm×4 cm，肿物侵犯骨皮质（图1-4-27）。

2. 骨肉瘤（osteosarcoma） 标本为球形肿

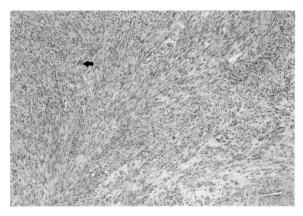

图1-4-26 平滑肌瘤（10×）
肿瘤细胞呈束状、交错状排列，细胞呈梭形，细胞核两端钝圆
（如箭头所示）

物，大小约25 cm×14 cm×13 cm，位于长骨干骺端，质硬，肿瘤切面呈多彩状，其中成骨多处呈现黄白色，部分呈灰红色，部分出血区域呈红褐色（图1-4-28）。

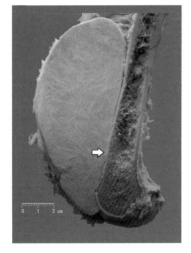

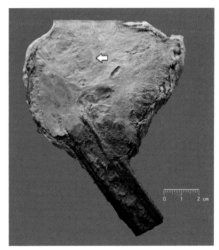

图1-4-27 纤维肉瘤
骨组织干骺端软组织肿瘤，灰白，
实性，侵犯骨皮质（如箭头所示）

图1-4-28 骨肉瘤
长骨干骺端球形肿物，肿瘤切面呈多彩状
（如箭头所示）

组织学观察

1. 纤维肉瘤（fibrosarcoma）

（1）低倍镜：肿瘤实质、间质交错存在，细胞成分多，纤维成分较少，部分区域黏液变性明显。

（2）高倍镜：肿瘤细胞异型性明显，呈多角形、椭圆形或梭形，多见瘤巨细胞，肿瘤细胞呈星形或多边形，病理核分裂象多见。

（3）诊断要点：肿瘤由长梭形细胞组成，呈束状交叉排列；细胞有异型性，核分裂象易见，多见瘤巨细胞（图1-4-29）。

2. 骨肉瘤（osteosarcoma）

（1）低倍镜：骨小梁和骨髓结构被破坏，肿瘤组织侵袭性生长，可见异型性明显的肿瘤细胞，肿瘤性成骨，骨样基质，肿瘤细胞形态多样，可见核仁。

（2）高倍镜：肿瘤细胞弥漫分布，可见肿瘤性成骨及骨样基质，肿瘤细胞异型性明显，形态

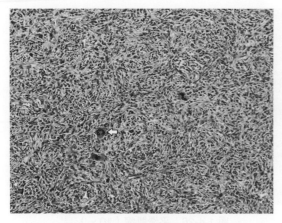

图 1-4-29 纤维肉瘤（20×）
梭形肿瘤细胞呈束状交叉排列，异型性明显，多见瘤巨
细胞（如箭头所示），病理核分裂象多见

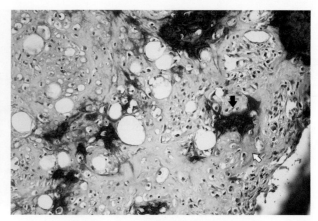

图 1-4-30 骨肉瘤（20×）
肿瘤细胞形态多样，可见肿瘤性成骨及骨样基质
（如箭头所示）

多样，可见核仁。

（3）诊断要点：正常骨结构被破坏，肿瘤组织侵袭性生长，肿瘤细胞异型性明显，可见肿瘤
性成骨和骨样基质（图 1-4-30）。

（五）其他

大体观察

1. 成熟囊性畸胎瘤（mature cystic teratoma） 肿瘤表面光滑，切开为囊性，囊腔内充满黄色脂
质，可见牙齿。该肿瘤为良性肿瘤（图 1-4-31）。

2. 实性畸胎瘤（solid teratoma） 肿瘤表面光滑，界限清楚，切开为灰红色实性肿物，并可见黑
（红）色肾上腺、褐色甲状腺及黄色脂质。未成熟畸胎瘤多为实性分叶状，属于恶性畸胎瘤（图 1-4-32）。

3. 恶性黑色素瘤（malignant melanoma） 右环指皮肤肿物（图 1-4-33），表面可见灰褐色隆
起区，质地糟脆，切面黑色，实性，质中。

组织学观察

1. 恶性黑色素瘤（malignant melanoma）

（1）低倍镜：表皮溃疡形成，真皮层可见肿瘤细胞弥漫分布，肿瘤细胞形态多样，可见黑色

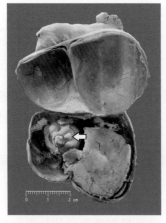

图 1-4-31 成熟囊性畸胎瘤
肿瘤囊腔内充满黄色脂质，可见
牙齿（如箭头所示）

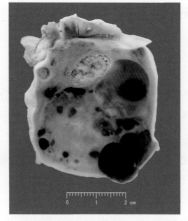

图 1-4-32 实性畸胎瘤
肿瘤切面实性，大部分区域黄色，
可见脂质、多灶暗红色或褐色组织

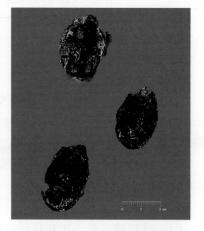

图 1-4-33 恶性黑色素瘤
结节状肿物，切面黑色，实性，质中

素沉积。

（2）高倍镜：肿瘤细胞多形性，核仁明显，核分裂象多见。

（3）诊断要点：皮肤病变，肿瘤位于真皮层，肿瘤细胞形态多样，核仁显著，核分裂象多见，黑色素沉积。免疫组化肿瘤细胞表达黑色素细胞相关标记 S-100（+），Melan-A（+），HMB45（+）（图 1-4-34，图 1-4-35）。

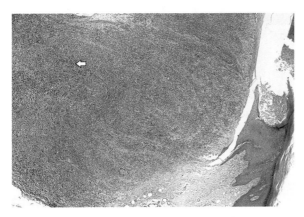

图 1-4-34 恶性黑色素瘤（4×）

表皮破溃，真皮层可见肿瘤细胞弥漫分布，形态多样，可见黑色素沉积（如箭头所示）

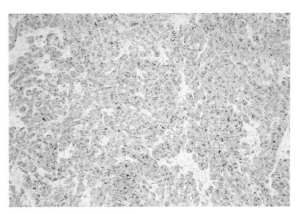

图 1-4-35 恶性黑色素瘤免疫组织化学染色（20×）

Melan-A（+）

六、思考题

1. 何谓肿瘤的异型性？试述异型性、分化程度及肿瘤良恶性的关系。

2. 列表比较良恶性肿瘤的分化程度、核分裂象、生长方式、继发改变及转移复发对机体的影响。如何理解良恶性肿瘤的区别是相对的？

3. 简述肿瘤的分级、分期及与肿瘤发生发展的关系，指出其在肿瘤防治中的意义。

4. 何谓癌前病变？请列举 5 种癌前病变，并说明应如何正确对待癌前病变。

5. 试述高分化鳞癌的结构特点。

6. 何谓肿瘤转移？常见转移方式有几种？试述转移瘤的形成及其特点。

7. 某患者在查体时发现肺部有一结节，可能考虑哪些病变？并简述理由。

8. 在病理形态学上癌和肉瘤的区分原则是什么？

七、临床病理联系

病 例 1

【病例摘要】 患者，女，81 岁，反酸、胃灼热 10 年余。

【病理检查】 大体检查：胃镜黏膜下剥除术标本。黏膜组织 1 块，范围约 3.5 cm×3 cm，黏膜面可见扁平隆起型肿物，范围约 0.9 cm×0.7 cm，中央可见凹陷。显微镜检查：腺体密集、不规则，腺上皮细胞拥挤、极性消失，肿瘤细胞呈筛状排列，细胞拥挤、大小不一，可见核分裂象（图 1-4-36，图 1-4-37）。周围胃黏膜重度肠上皮化生，重度萎缩。

【病理诊断】 胃黏膜高级别异型增生。

【问题】

1. 请在图片上标注主要病变。

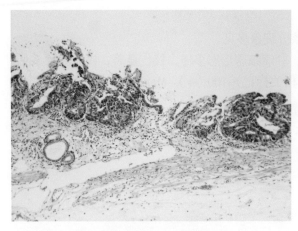

图 1-4-36　胃镜黏膜下剥除术标本（10×）

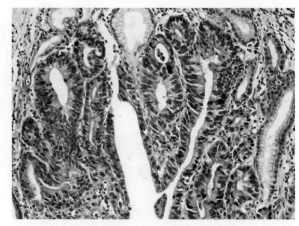

图 1-4-37　胃镜黏膜下剥除术标本（20×）

2. 请列出诊断依据。

病 例 2

【病例摘要】　患者，男，53岁，发现左腋窝肿物1年余。

【病理检查】　大体检查：左腋窝肿物切除标本。卵圆形肿物1个，大小2.1 cm×1.5 cm×1 cm，表面光滑，切面灰白，实性，质地细腻（图1-4-38）。显微镜检查：肿瘤细胞呈束状排列，细胞呈梭形，波浪状，细胞无异型性，未见核分裂象（图1-4-39）。免疫组化：S-100（+），SOX10（+）（图1-4-40，图1-4-41）。

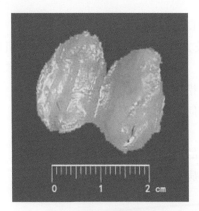

图 1-4-38　腋窝肿物

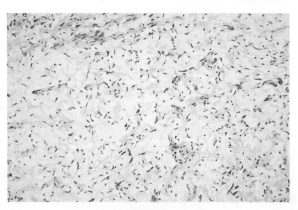

图 1-4-39　腋窝肿物（20×）

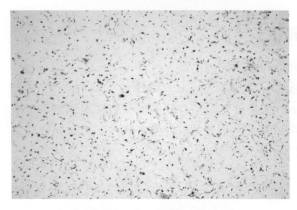

图 1-4-40　腋窝肿物 S-100 免疫组织化学染色（20×）

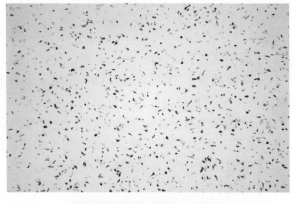

图 1-4-41　腋窝肿物 SOX10 免疫组织化学染色（20×）

【病理诊断】 神经纤维瘤。

【问题】

1. 请在图片上标注主要病变。

2. 请列出诊断依据。

病 例 3

【病例摘要】 患者，女，48岁，发现腹膜后肿物1年半，化疗10周期。增强CT显示：右下腹巨大占位，肿物侵犯右侧输尿管、下腔静脉、右侧腰大肌，与十二指肠粘连。

【病理检查】 大体检查：腹部肿物切除标本。结节状肿物，大小11 cm×9 cm×8 cm，切面灰粉、实性、质中，肿物表面粘连部分肠壁（图1-4-42）。显微镜检查：肿瘤细胞呈梭形，束状排列，细胞异型性明显，核分裂象多见，可见瘤巨细胞（图1-4-43）。免疫组化：Desmin（＋），Ki67增殖指数较高（90%）（图1-4-44，图1-4-45），SMA（＋），P53（＋）。

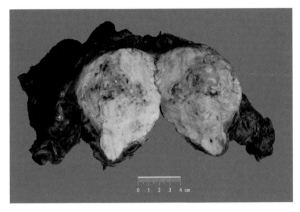

图1-4-42 腹部肿物

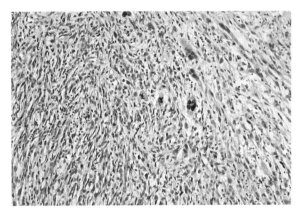

图1-4-43 腹部肿物（20×）

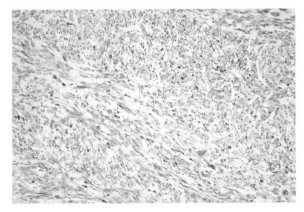

图1-4-44 腹部肿物Desmin免疫组织化学染色（20×）

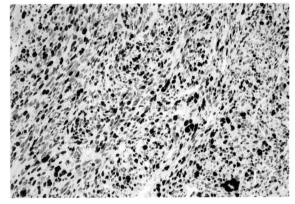

图1-4-45 腹部肿物Ki67免疫组织化学染色（20×）

【病理诊断】 （腹膜后）平滑肌肉瘤。

【问题】

1. 请在图片上标注主要病变。

2. 请列出诊断依据。

病 例 4

【病例摘要】 患者，男，15岁。右肘部肿物术后3个月，复发。

【病理检查】 大体检查：右肘部肿物切除标本。肌肉组织1块，内见结节1枚，大小4.5 cm×2.4 cm×1.2 cm，切面灰粉、实性、质韧、界清，有光泽。显微镜检查：肿瘤细胞弥漫分布，大部分呈梭形，细胞异型性显著，核分裂象多见，核偏位，胞质丰富，红染（图1-4-46）。免疫组化：Myoglobin（胞质+），MyoD1（核+），Desmin（+），P53（少量核+）（图1-4-47至图1-4-49）。

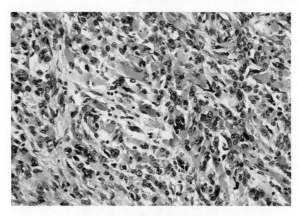

图 1-4-46　肘部肿物（40×）

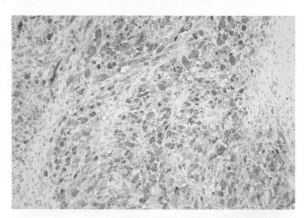

图 1-4-47　肘部肿物 Myoglobin 免疫组织化学染色（20×）

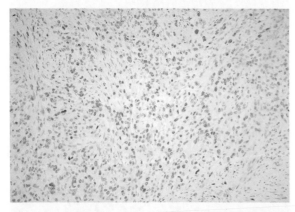

图 1-4-48　肘部肿物 MyoD1 免疫组织化学染色（20×）

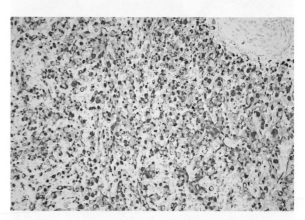

图 1-4-49　肘部肿物 Desmin 免疫组织化学染色（20×）

【病理诊断】 （右肘）多形性横纹肌肉瘤

【问题】

1. 请在图片上标注主要病变。
2. 请列出诊断依据。

病 例 5

【病例摘要】 患者，女，49岁，因"腹部疼痛不适2个月余"入院。CT检查：盆腔巨大肿物，脂肪密度为主，囊实性团块，考虑腹膜后来源。术中见：左腹膜后巨大肿物，球形，大小30 cm×25 cm×25 cm，有包膜，质韧，活动度差，降结肠及系膜被推挤至腹前壁，降结肠系膜表面可见多发大小不等结节，最大直径约2 cm，肿瘤与左侧肾周脂肪囊融为一体。行腹膜后肿瘤切除、大网膜切除。

　　【病理检查】　大体检查：腹部肿物切除标本。巨大肿物 1 个，大小 31 cm×25 cm×20 cm，表面有包膜，切面淡黄，实性，质稍韧，部分区域多房囊性，囊内含灰红胶冻样物。显微镜检查：肿瘤由分化较好的脂肪组织及奇异形肿瘤细胞组成，可见脂肪母细胞（图 1-4-50，图 1-4-51）。

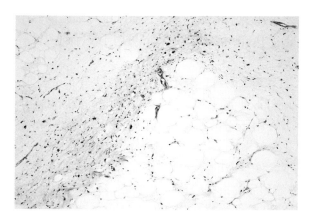

图 1-4-50　腹部肿物（10×）

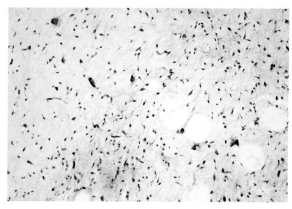

图 1-4-51　腹部肿物（20×）

　　【病理诊断】　（腹膜后）高分化脂肪肉瘤。
　　【问题】
　　1. 请在图片上标注主要病变。
　　2. 请列出诊断依据。

病 例 6

　　【病例摘要】　患者，男，23 岁。主诉：左膝无力、间歇性疼痛 2 个月。

　　现病史：入院前 2 个月，患者无明显诱因出现左膝无力、行走后稍有疼痛，休息后可缓解。就诊当地诊所行电针保守治疗，症状有所缓解。X 线平片：左股骨远端见一片状不均匀低密度影，边界不清，周围见斑片状高密度影，前上缘较明显，与骨皮质分界不清。左股骨远端右侧缘见骨膜反应。

　　【病理检查】　大体检查：（左股骨远端）刮除标本，破碎组织，总体积 1.5 cm×1 cm×0.5 cm。显微镜检查：骨皮质被破坏，可见异型性明显的肿瘤细胞，肿瘤性成骨，骨样基质，肿瘤细胞形态多样，可见核仁（图 1-4-52）。

　　【病理诊断】　骨肉瘤。
　　【问题】
　　1. 请在图片上标注主要病变。
　　2. 请列出诊断依据。

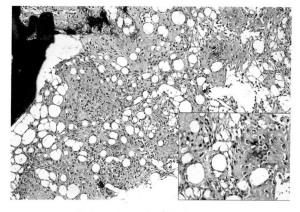

图 1-4-52　股部肿物（10×）

■ 附

　　1. S-100　一种酸性钙连接的蛋白二聚体，首先在中枢神经系统中被发现。S-100 蛋白广泛存在于间叶源性细胞和淋巴造血组织，如胶质细胞、黑色素瘤细胞、软骨细胞、施万细胞、指突状网状细胞和朗格汉斯细胞。阳性部位：细胞核 / 细胞质。

2. SOX10　一种转录因子，表达于色素细胞及肌上皮细胞的细胞核，对于神经嵴来源的肿瘤比 S100 更具特异性。阳性部位：细胞核。

3. SMA　平滑肌肌动蛋白，是一种骨架蛋白，广泛分布于平滑肌细胞，还可以表达于肌上皮、肌纤维母细胞，但阴性表达于横纹肌、心肌。此抗体可用于平滑肌肿瘤、含肌纤维母细胞的软组织病变、肌上皮源性肿瘤的诊断及鉴别诊断。SMA 联合 Desmin、h-caldesmon 可用于平滑肌源性肿瘤的诊断。阳性部位：细胞质。

4. Desmin　结蛋白，是一种中间丝蛋白，在肌小节 Z 线附近，分子量为 53 kD，分布于心肌、横纹肌、平滑肌组织。主要用于平滑肌肿瘤、横纹肌肿瘤、（富于）肌纤维母细胞瘤的诊断和鉴别诊断。Desmin（+）联合 SMA（+）、h-caldesmon（+）可用于平滑肌源性肿瘤的诊断。阳性部位：细胞质。

5. P53　一种抑癌基因，有野生和突变两种亚型，该基因的突变或缺失是导致许多肿瘤发生的原因。此抗体主要用于各种肿瘤的研究，可作为肿瘤预后的指标之一。阳性部位：细胞核。

6. Ki-67　增殖细胞核相关抗原，Ki-67 可以识别出在细胞增殖周期 G1、S、G2 和 M 期的细胞，而处在 G0 期的细胞不着色。据此可判断细胞的增殖活性，常作为良恶性组织生长状态的标记指标之一。阳性部位：细胞核。

7. Myoglobin　肌红蛋白，是哺乳动物细胞主要是肌细胞贮存和分配氧的蛋白质。肌红蛋白只存在于心肌及骨骼肌内，其他组织包括平滑肌内都不含有此种蛋白。阳性部位：细胞质。

8. MyoD1　肌源性转录调节蛋白，表达于骨骼肌分化的早期，仅表达于胚胎性横纹肌细胞中，正常横纹肌不表达，是横纹肌肉瘤的敏感性标记之一。阳性部位：细胞核。

9. HMB45　黑色素瘤相关抗原，主要表达于不成熟的黑色素细胞。而正常黑色素细胞、皮内痣细胞无此抗原。上皮样型黑色素瘤阳性率较高（85%~100%），而梭形或促纤维增生性黑色素瘤常不表达或呈斑点状阳性。另外，血管周细胞肿瘤也可以阳性表达。阳性部位：细胞质。

10. Melan A 基因　编码 20~22 kD 蛋白质，与内质网和黑色素体有关。Melan A 在所有正常黑色素细胞和黑色素细胞系中表达，主要用于黑色素瘤的研究。其他黑色素细胞来源或分化的肿瘤也可以表达，如透明细胞肉瘤、黑色素神经纤维瘤、血管周上皮样细胞肿瘤和血管平滑肌脂肪瘤。阳性部位：细胞质 / 细胞核。

（杨　慧　余春开）

第一章　心呼吸營養素

第二部分

器官病理

第一章　心脏和血管疾病

一、实习目的

1. 掌握动脉粥样硬化、冠心病、原发性高血压、风湿性心脏病的基本病理变化、并发症和转归及临床病理联系。依据肉眼观察和镜下观察，能够准确描述动脉粥样硬化（主动脉、脑基底动脉、冠状动脉）、高血压内脏病变（心、脑、肾）、风湿性心脏病的病变特点。

2. 掌握感染性心内膜炎及心瓣膜病的基本病理变化和临床病理联系。依据肉眼观察和镜下观察，能够准确描述急性、亚急性感染性心内膜炎、心瓣膜病的病变特点。

3. 了解心瓣膜病的血流动力学及心脏变化特征。

4. 自学部分见本章数字资源中相关内容。

二、实习内容

大体标本	切片标本
1. 主动脉粥样硬化	1. 主动脉粥样硬化
2. 脑基底动脉粥样硬化	2. 心肌梗死
3. 陈旧性心肌梗死	3. 风湿性心肌炎
4. 心脏破裂	4. 原发性颗粒性固缩肾
5. 高血压心脏病	
6. 脑出血	
7. 原发性颗粒性固缩肾	
8. 急性感染性心内膜炎	
9. 亚急性感染性心内膜炎	
10. 慢性瓣膜病（二尖瓣狭窄）	

三、正常组织大体观察及组织学观察

1. 动脉壁

（1）内膜：内衬单层扁平上皮，其下为薄层结缔组织和一层环行粉染的弹性膜。

（2）中膜：较厚，大动脉由多层弹性板构成，其间有少许平滑肌、胶原纤维；中动脉主要由环行平滑肌组成；小动脉平滑肌层数减少。

（3）外膜：相对较薄，由疏松结缔组织构成，其中含螺旋状或纵向分布的弹性纤维和胶原纤维，多数中动脉有外弹力膜。

2. 心脏

（1）心内膜：表面为内皮，心瓣膜是心内膜向腔内折叠而成的薄片，两面均有内皮被覆，中心为结缔组织。正常瓣膜菲薄、均匀、光滑，呈半透明膜状。正常成人的瓣膜口周径：三尖瓣 11 ~ 12 cm、肺动脉瓣口 8.5 cm、二尖瓣口 10.4 cm、主动脉瓣口 7.7 cm。

（2）心肌：分为内纵、中环、外斜三层。心室壁比心房壁厚，左心室最厚。正常成人心肌厚度：左、右心房壁 0.1 ~ 0.2 cm，右心室壁 0.3 ~ 0.4 cm，左心室壁 0.9 ~ 1.0 cm，心室壁厚度不包括乳头肌。心肌纵切面为细长形，并有分支相互连接。核卵圆形，位于细胞中央，心肌纤维上有明暗相间的横纹及着色较深的横线状的闰盘；横切面，心肌纤维为圆形或不规则形，并可见许多肌原纤维的横切面。

（3）心外膜：即心包的脏层，由间皮和薄层结缔组织构成，内含血管、神经和脂肪细胞，心包膜的壁层与脏层之间为心包腔。

四、病变标本观察方法及注意事项

（一）心脏

1. 心脏的常规解离　左手托起心脏，右手持剪相继切断下述血管。

（1）上、下腔静脉（进入右心房处）。

（2）肺动、静脉（距肺动脉瓣约 2 cm 处）。

（3）主动脉（距主动脉瓣约 5 cm 处）。遂将心脏取出（若有心血管畸形，则应将心脏连肺一并取出）。

2. 右心的剖检

（1）沿上、下腔静脉断口连线剪（切）开，暴露右心房（如欲避免破坏窦房结，从下腔静脉向上，剖至房室间沟上 1 cm 处，朝向右心耳剪开，保持上腔静脉口完整，上腔静脉至少保留 1 cm）。

（2）自上、下腔静脉断口连线中点起，沿右心室外缘（心锐缘）朝向心尖剪（切）开右心室，暴露三尖瓣（用手指检查肺动脉有无血栓或狭窄）。

（3）自心尖沿心室中隔朝向肺动脉口（与室中隔平行距离 1 cm）剪（切）开右心室前壁，暴露和检查肺动脉瓣。剖开有瓣膜病变的心脏时，应注意避免破坏有病变的瓣膜。

3. 左心的剖检

（1）将左心房的 4 个肺静脉断口呈"工"字形或"H"字形剪（切）开，暴露左心房（用手指检查二尖瓣是否狭窄）。

（2）沿左心室外缘（心钝缘）朝向心尖剪（切）开左心室，暴露二尖瓣。

（3）自心尖朝向主动脉口（与室中隔平行距离 1 cm）剪（切）开左心室前壁，暴露和检查主动脉瓣。

（4）继续向上剪开主动脉（避开肺动脉）。剖开有瓣膜病变的心脏时，应注意避免破坏有病变的瓣膜。

4. 冠状动脉的剖检

（1）一般于心脏固定后进行。

（2）沿左、右冠状动脉各主支走行，做间隔为 2 ~ 3 cm 多个横切口（与动脉垂直）。

5. 心脏的检查

（1）心外膜是否光滑、有无渗出物附着或粘连；脂肪层厚度、浸润心肌程度；心脏的大小、质量、形状；心尖形状。

（2）心腔有无扩张或相对缩小（向心性肥大），心内膜的厚度、色泽、是否光滑、有无破溃和血栓形成等，乳头肌、肉柱情况，有无室壁瘤形成。

（3）各组瓣膜，瓣叶数目、厚度、色泽，有无缺损、纤维化、粘连、短缩、钙化和赘生物等，有无畸形、瓣膜联合处融合、瓣膜口狭窄或（和）瓣膜关闭不全，腱索是否增粗、短缩、消失、伸长、断裂、融合等，乳头肌数目，乳头肌有无瘢痕、肥大、伸长等。

（4）心壁，房、室间隔有无畸形；左右心房壁和心室壁的厚度，肺动脉瓣游离缘以下 2～2.5 cm（动脉圆锥前壁）处右心室肌壁厚度（慢性肺源性心脏病时测量，正常成人参考值：厚度 3～4 mm）；心肌的色泽、纹理、质地（硬度），有无出血、坏死（梗死）、瘢痕、破裂等。

（5）动脉导管是否闭塞。

（6）冠状动脉有无迂曲，管腔有无狭窄（程度）、闭塞、粥样硬化斑块、出血、血栓等。

（7）其他异常。

（二）主动脉、腔静脉的剖检

1. 主动脉　自主动脉根部的离断端沿前壁下行剪开主动脉及其主要分支，至髂动脉处。

（1）管径有无狭窄或扩张（正常成人管径：心脏上部 7.4 cm，胸腔部分 4.5～4.6 cm，腹腔部分 3.5～4.5 cm），有无动脉瘤或夹层动脉瘤形成等。

（2）内膜有无粥样硬化病变（脂纹、斑块、斑块破溃、血栓形成等）。

（3）管壁厚度（增厚或变薄）。

2. 腔静脉　上腔静脉自其下端沿前壁上行剪开，下腔静脉自髂静脉沿前壁上行剪开，观察管腔是否扩张，内膜是否光滑，管腔内有无血栓形成等。

五、病变标本大体观察及组织学观察

（一）大体观察

1. 主动脉粥样硬化（atherosclerosis of aorta）　标本为剖开之主动脉，内膜光泽性降低，可见灰白、灰黄色、大小不一的斑块隆起于内膜面，斑块在血管分叉和开口处多见（图 2-1-1）。

2. 脑基底动脉粥样硬化（atherosclerosis of cerebral basilar artery）　标本为脑，剖开的基底动脉内膜光泽性降低，可见灰白、大小不一的斑块隆起于内膜面（图 2-1-2）。

3. 陈旧性心肌梗死（old myocardial infarction）　标本为剖开之心脏，左心室壁可见多灶、不规则、灰白色陈旧性梗死（图 2-1-3）。

4. 心脏破裂（cardiac rupture）　标本为打开之心包腔，心肌梗死累及心尖部，导致心脏破裂，血液漏出，心包腔内充满凝血块（图 2-1-4）。

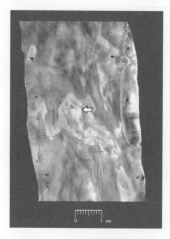

图 2-1-1　主动脉粥样硬化
箭头示粥样斑块

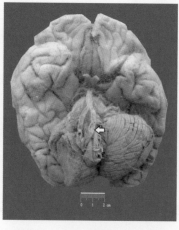

图 2-1-2　脑基底动脉粥样硬化
剖开的基底动脉内膜不光滑，可见粥样斑块（如箭头所示）

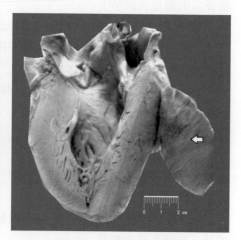

图 2-1-3　陈旧性心肌梗死
箭头示陈旧性梗死灶

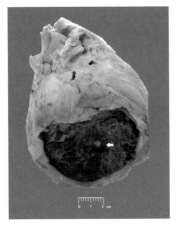

图 2-1-4　心脏破裂
箭头示心包腔内凝血块

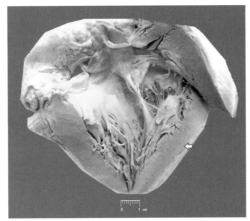

图 2-1-5　高血压性心脏病
箭头示左室壁肥厚

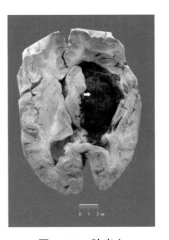

图 2-1-6　脑出血
箭头示出血灶

5. 高血压性心脏病（hypertensive heart disease）　标本为一剖开之心脏，左心室壁厚 1.2 ~ 1.5 cm，大于正常左心室壁厚度，乳头肌、腱索也肥大（图 2-1-5）。

6. 脑出血（cerebral hemorrhage）　标本为脑，靠近内囊侧有一 8 cm × 12 cm 大小的出血灶，其内充满凝血块，侧脑室内也有凝血块，病灶周围可见几处小出血灶（图 2-1-6）。

7. 原发性颗粒固缩肾（primary granular atrophy of kidney）标本为肾，体积缩小，重量减轻，表面呈细颗粒状。切面皮质变薄，皮髓质界限不清，肾盂周围脂肪组织填充（图 2-1-7）。

8. 急性感染性心内膜炎（acute infective endocarditis）　标本为一小儿心脏，于心房面可见一蚕豆大的灰白色赘生物，质地松脆、破碎，部分瓣膜已破坏（图 2-1-8）。

9. 亚急性感染性心内膜炎（subacute infective endocarditis）标本为一剖开之心脏，在主动脉瓣处可见一绿豆大小的灰白色赘生物，其基底部与瓣膜粘连（图 2-1-9）。

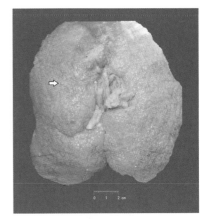

图 2-1-7　原发性颗粒固缩肾
箭头示肾表面细颗粒

10. 慢性瓣膜病（二尖瓣狭窄）（chronic valvular vitium of heart, mitral stenosis）　标本为一剖开之心脏，可见暴露的左心房，二尖瓣呈鱼口状，左心房、右心室及右心房扩张，左心室轻度缩小（图 2-1-10）。

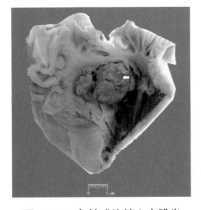

图 2-1-8　急性感染性心内膜炎
箭头示房室瓣口的赘生物

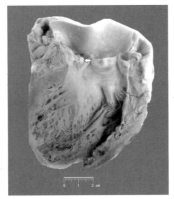

图 2-1-9　亚急性感染性心内膜炎
箭头示主动脉瓣的赘生物

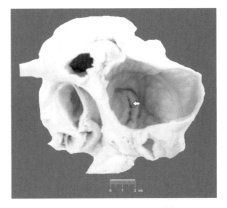

图 2-1-10　慢性瓣膜病（二尖瓣狭窄）
箭头示狭窄的二尖瓣，呈鱼口状

（二）组织学观察

1. 主动脉粥样硬化（atherosclerosis of aorta）

（1）低倍镜：镜下可见主动脉组织，内膜部分增厚，表层纤维结缔组织增生，并发生玻璃样变性（均质红染），内膜深层部分见一片淡染无结构的坏死物，中央有许多裂隙状、针状的空隙，为胆固醇结晶。蓝染的颗粒为钙化。

（2）高倍镜：病灶中可见少量圆形、胞质内含空泡的泡沫细胞，中膜肌层不同程度萎缩，外膜疏松有少量淋巴细胞浸润。

（3）诊断要点：内膜表面纤维组织增生，玻璃样变性；内膜深层内为大量坏死物，并见胆固醇结晶；可见少许泡沫细胞；中膜不同程度萎缩（图 2-1-11）。

2. 心肌梗死（myocardial infarction）

（1）低倍镜：镜下可见心肌组织，部分为正常心肌细胞；部分为凝固性坏死灶，染色深，呈不规则地图状；部分为肉芽组织。

（2）高倍镜：梗死心肌细胞体积小，染色深，核消失；梗死区周边残留心肌细胞水肿，淡染；间质炎症细胞浸润；部分心肌细胞溶解吸收，并有大量成纤维细胞，新生毛细血管增生和炎症细胞浸润。

（3）诊断要点：部分心肌凝固性坏死，部分肉芽组织（图 2-1-12）。

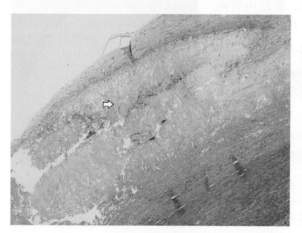

图 2-1-11　主动脉粥样硬化（4×）
箭头示粥样斑块

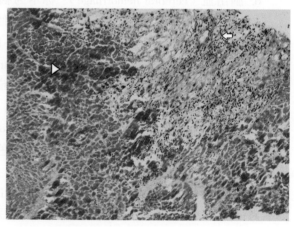

图 2-1-12　心肌梗死（10×）
三角示心肌凝固性坏死，箭头示肉芽组织

3. 风湿性心肌炎（rheumatic myocarditis）

（1）低倍镜：镜下可见心肌组织，间质充血、水肿，心肌纤维排列疏松。在血管周围可见由成簇细胞构成的梭形或椭圆形病灶，即风湿小体。

（2）高倍镜：风湿小体中央有少许红染絮状物，为纤维素样坏死，其外可见许多风湿细胞（或称 Aschoff 细胞）。该细胞体积较大，呈梭形或多边形，胞质丰富，嗜碱性，核大，呈卵圆形、空泡状，染色质集中于核的中央，并有细丝放射至核膜，横切面似枭眼，纵切面核呈毛虫样。有的风湿细胞呈双核或多核，风湿小体最外层有少量淋巴细胞、单核细胞及浆细胞浸润。

（3）诊断要点：心肌间质形成具有特征性的 Aschoff 小体（图 2-1-13）。

4. 原发性颗粒固缩肾（primary granular atrophy of kidney）

（1）低倍镜：镜下可见肾组织，肾小球入球小动脉玻璃样变性，小动脉内膜增厚硬化。部分肾小球萎缩纤维化，玻璃样变性，相应肾小管萎缩消失；另一部分肾小球呈代偿性肥大，肾小管扩张，管内可见蛋白管型。间质纤维化，炎症细胞浸润。

（2）高倍镜：间质纤维组织增生及淋巴细胞浸润。小动脉（弓形动脉及小叶间动脉）内膜纤

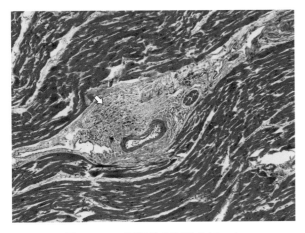

图 2-1-13　风湿性心肌炎（10×）

箭头示风湿小体

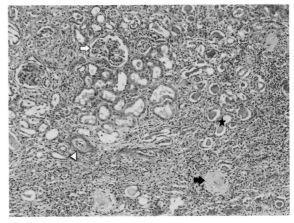

图 2-1-14　原发性颗粒固缩肾（10×）

黑箭头示纤维化、玻璃样变的肾小球，白箭头示代偿肥大
肾小球，三角示动脉硬化，黑五星示蛋白管型

维组织增生，呈洋葱样，管壁增厚，管腔狭窄。

（3）诊断要点：肾小动脉内膜增厚硬化；入球小动脉玻璃样变；部分肾小球萎缩纤维化，所属肾小管萎缩消失；健存肾小球代偿性肥大，所属肾小管扩张。间质纤维化，炎症细胞浸润（图 2-1-14）。

六、思考题

1. 简述动脉粥样硬化的基本病理变化及复合性病变。

2. 简述心肌梗死的病理变化。

3. 简述原发性高血压晚期心、脑、肾的病变特点。

4. 简述风湿病的基本病变和风湿性心内膜炎的病变特点及对机体的影响。

5. 试比较急性感染性心内膜炎和亚急性感染性心内膜炎的异同。

6. 请完成下表内容

	病因	病理变化	血流动力学改变	临床表现
二尖瓣狭窄				
二尖瓣关闭不全				
主动脉瓣狭窄				
主动脉瓣关闭不全				

七、临床病理联系

【病例摘要】　患者，男，50 岁。因发作性胸闷、胸痛 2 年，加重 3 h 急诊入院。患者于 2 年前休息时出现胸闷、胸痛，伴大汗、濒死感，4 h 后急送某院急诊科，诊断为急性广泛前壁心肌梗死，出现室颤 1 次，给予电除颤后转复窦律，因尿激酶溶栓未成功，急诊行补救性 PTCA 于前降支（LAD）支架植入，术后胸痛消失。出院后口服阿司匹林和单硝酸异山梨酯。因劳累偶感胸闷、胸痛，无呼吸困难。3 h 前患者起床后突然出现胸闷、胸痛、面色苍白、大汗，含服硝酸甘油 30 min 无缓解，急诊科就诊。入院 15 min 突然意识不清，面色青紫，心电图示室颤，即予 300J 非同步电击除颤，转复窦律，意识清晰。但血压持续在 80/45 mmHg 左右，给予多巴胺、利多卡因、肝素等药物转入心内监护室。既往高血压病史 3 年，大量饮酒、吸烟史，无高血脂、糖尿病史。

体格检查：体温 36.2℃，脉搏 110 次 / 分，血压 80/45 mmHg。神志清晰，发育正常，营养良好，无颈静脉怒张。两肺呼吸音粗，双下肺闻及细湿啰音，心界向左下扩大，心率 110 次 / 分，心音低钝。腹软，肝、脾肋下未触及，双下肢无水肿，双侧足背动脉搏动良好。

实验室及辅助检查：①心电图（除颤后）：窦性心律 I、aVL、$V_1 \sim V_4$ 呈 QS 形，$V_1 \sim V_5$ ST 段下移 $0.1 \sim 0.5$ mV。QRS 增宽达 160 ms。②发病后 14 h 心肌酶检查：CK 5778 U/L，CKMB 896 U/L，TNT 4.01 ng/ml。③超声心动图检查显示左室内径 70 mm，左房前后内径 50 mm，左室前壁心尖段、侧壁、室间隔中间段、心尖段节段性室壁运动障碍，左室整体功能减低，LVEF 30%，二尖瓣重度反流。

入院后给予吸氧、抗心律失常、升压、抗凝、扩血管等治疗。目前多巴胺 6 μg/（kg·min）持续静脉滴注，血压维持在 $85 \sim 88/40 \sim 45$ mmHg。

【问题】

1. 患者的可能诊断有哪些？诊断依据是什么？

2. 超声心动图结果提示什么？二尖瓣反流的可能原因是什么？

3. 心电图结果提示什么？

4. 该患者于 2 年前急性心肌梗死溶栓治疗失败后，行补救性 PTCA，血管再通较好，此次患者再次发生胸痛、室颤，可能的原因有哪些？

5. 尝试提出下一步的诊疗建议。

（刘　瑜）

第二章　肺疾病

数字资源

一、实习目的

1. 掌握大叶性肺炎、小叶性肺炎和间质性肺炎的病因、病理变化和临床病理联系。依据肉眼观察和镜下观察，能够准确描述大叶性肺炎、小叶性肺炎和间质性肺炎的病变特点。

2. 掌握慢性阻塞性肺疾病的病变特点、临床病理联系及结局。依据肉眼观察和镜下观察，能够准确描述慢性支气管炎、肺气肿、肺心病的病变特点。

3. 掌握硅肺的病因、各期病变特点、并发症及临床病理联系。依据肉眼观察和镜下观察，能够准确描述硅肺的病变特点。

4. 掌握肺癌的肉眼分型和常见的组织学亚型的病理特点及临床病理联系。依据肉眼观察和镜下观察，能够准确描述其病变特点。

5. 自学部分见本章数字资源中相关内容。

二、实习内容

大体标本	镜下标本
1. 大叶性肺炎	1. 大叶性肺炎
2. 小叶性肺炎	2. 小叶性肺炎
3. 阻塞性肺气肿	3. 病毒性肺炎
4. 间质性肺气肿	4. 肺气肿
5. 硅肺	5. 硅肺
6. 肺心病	6. 肺鳞状细胞癌
7. 中央型肺癌	7. 肺腺癌（贴壁型、腺泡型、乳头型）
8. 周围型肺癌	8. 肺神经内分泌肿瘤（小细胞癌、大细胞神经内分泌癌、类癌）
	9. 肺大细胞癌
	10. 肺腺鳞癌

三、病变肺组织观察方法及注意事项

见"第一部分第二章局部血液循环障碍"的描述。

四、病变标本大体观察及组织学观察

（一）大体观察

1. 大叶性肺炎（灰色肝样变期）（lobar pneumonia, stage of grey hepatization）　标本为肺。病变累及整个肺叶，左肺上叶实变，色灰白、干燥、质实如肝，切面呈颗粒状。左肺下叶有代偿性肺气肿（图 2-2-1）。

2. 小叶性肺炎（lobular pneumonia）　标本为小儿肺。整个肺组织充血，病变呈灶状分布，以小叶、细支气管分布为主，形态不规则，色黄、质实，病灶周围有充血、出血及代偿性肺气肿（图 2-2-2）。

3. 阻塞性肺气肿（obstructive pulmonary emphysema）　标本为肺。肺组织膨隆、体积增大、边缘钝圆、柔软而缺乏弹性，指压后留有压痕，色灰白，可见碳末沉积的肿大肺门淋巴结。切面肺组织呈小蜂窝状（图 2-2-3）。

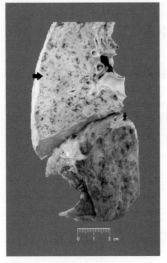

图 2-2-1　大叶性肺炎（灰色肝样变期）

左肺上叶切面实变呈灰白色、颗粒状（如箭头所示）

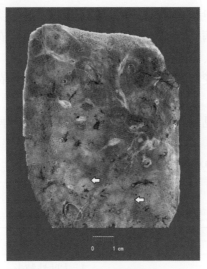

图 2-2-2　小叶性肺炎

病变呈多灶状分布，以小叶、细支气管分布为主（如箭头所示）

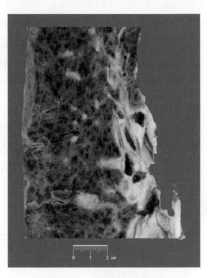

图 2-2-3　阻塞性肺气肿

肺体积增大，切面肺组织呈小蜂窝状

4. 间质性肺气肿（interstitial pulmonary emphysema）　标本为小儿肺。在肺叶间隔或叶边缘肺膜下可见多数串珠样半透明小气泡（图 2-2-4）。

5. 硅肺（silicosis）　标本为肺。肺组织呈灰黑色，肺重量和硬度增加，胸膜增厚。切面可见多个散在分布的灰白色小结节，沙砾感，并可见一体积较大的灰黑色结节，境界不清（图 2-2-5）。

6. 慢性肺源性心脏病（chronic cor pulmonale）　心脏体积明显增大，肺动脉圆锥膨隆，右心室壁明显肥厚，右心房、右心室扩张，肉柱及乳头肌增粗，心尖由锐变钝。左心房、左心室及心外膜未见明显改变。

7. 中央型肺癌（central bronchogenic carcinoma）　标本为

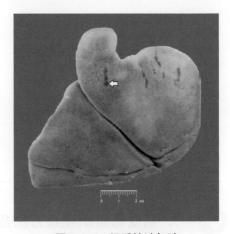

图 2-2-4　间质性肺气肿

箭头示肺膜下串珠样气泡

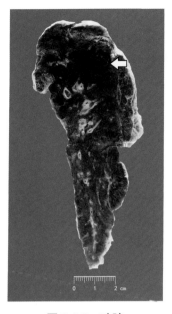

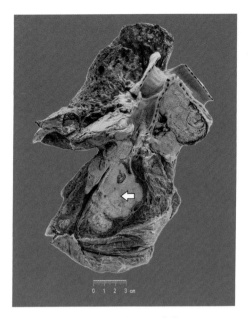

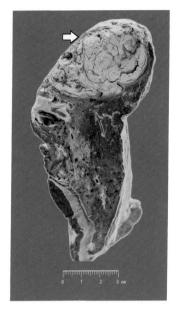

图 2-2-5 硅肺

肺切面可见一较大黑色结节，境界不清（如箭头所示）

图 2-2-6 中央型肺癌

肺门处叶支气管内灰白结节型肿物（如箭头所示）

图 2-2-7 周围型肺癌

近肺膜处的球形肿物（如箭头所示）

肺。近肺门处叶支气管内可见一形状不规则结节型肿物，切面灰白色、实性、质硬，与正常组织界限不清（图 2-2-6）。

8. 周围型肺癌（peripheral lung carcinoma） 标本为肺。在靠近肺膜的肺周边处可见一孤立的球形肿物，灰白色，与周围组织界限欠清，肿瘤未累及叶支气管及段支气管（图 2-2-7）。

（二）组织学观察

1. 大叶性肺炎（灰色肝样变期）（lobar pneumonia，stage of grey hepatization）

（1）低倍镜：病变均匀一致，肺泡间隔增厚，毛细血管扩张充血不明显。肺泡腔内充满大量红染的纤维蛋白。

（2）高倍镜：肺泡腔内充满大量的纤维蛋白，互相交织成网，网眼中可见大量中性粒细胞，肺泡间孔可见纤维蛋白通过（图 2-2-8）。

（3）诊断要点：肺泡腔内充满大量纤维蛋白、中性粒细胞。

2. 化脓性小叶性肺炎（suppurative lobular pneumonia）

（1）低倍镜：病灶以细支气管为中心，可见实变区内细支气管黏膜上皮部分脱落，管腔内充满脓液（坏死的中性粒细胞）。支气管周围的肺泡腔内可见炎性渗出。肺泡壁内血管扩张、充血，有炎症细胞浸润。炎症灶周围的肺泡腔扩张，呈代偿性肺气肿改变（图 2-2-9）。

（2）高倍镜：细支气管管腔内及其周围肺泡腔内充满以中性粒细胞为主的炎性渗出物。

（3）诊断要点：以细支气管为中心的肺组织化脓性炎症。

3. 病毒性肺炎（viral pneumonia）

（1）低倍镜：肺泡间隔增宽，毛细血管高度扩张充血，肺泡腔内可见渗出物（图 2-2-10）。

（2）高倍镜：肺泡间隔增宽，伴毛细血管扩张、充血，可见单核细胞、淋巴细胞浸润，肺泡腔内可见少许红细胞及纤维素样渗出物，局部肺透明膜形成，偶见病毒包涵体。

（3）诊断要点：肺泡间隔增宽，伴毛细血管扩张、充血，单核细胞、淋巴细胞浸润，病毒包涵体。

4. 肺气肿（pulmonary emphysema）

（1）低倍镜：肺泡扩张，肺泡壁变窄，部分肺泡壁断裂，相邻两个或数个肺泡融合形成肺大

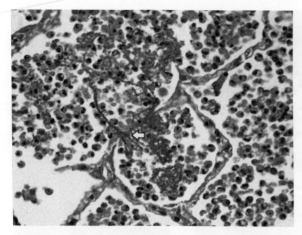

图 2-2-8　大叶性肺炎（灰色肝样变期）（40×）

纤维蛋白穿过肺泡间孔（如箭头所示）

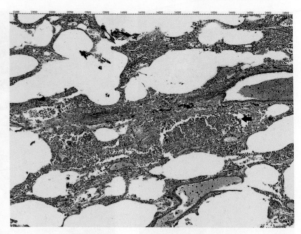

图 2-2-9　小叶性肺炎（10×）

细支气管腔内脓性渗出物（如箭头所示）

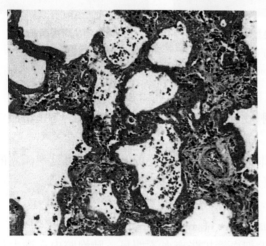

图 2-2-10　病毒性肺炎（40×）

肺泡间隔增宽，伴毛细血管扩张，单核细胞、淋巴
细胞浸润，局部肺透明膜形成

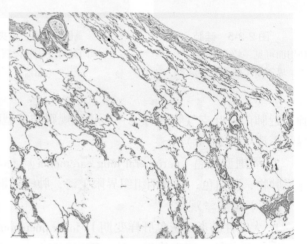

图 2-2-11　肺气肿（4×）

肺泡壁变窄，肺泡扩张，形成肺大疱

疱（图 2-2-11）。

（2）高倍镜：肺泡扩张、融合，肺泡间隔内毛细血管数目减少。

（3）诊断要点：肺泡扩张、融合，肺泡壁变窄。

5. 硅肺结节（silicotic nodule）

（1）低倍镜：肺组织内可见数个散在结节，大小不等。结节周围肺组织可见肺气肿或肺不张。

（2）高倍镜：结节由同心圆状的纤维构成，伴玻璃样变性，结节周围有增生的成纤维细胞
（图 2-2-12）。

（3）诊断要点：硅结节形成伴弥漫性肺纤维化。

6. 肺鳞状细胞癌（squamous cell carcinoma of lung）

（1）低倍镜：支气管壁内及周围肺组织可见肿瘤细胞浸润，肿瘤细胞成巢状排列，可见坏死。

（2）高倍镜：肿瘤细胞异型性明显，可见细胞角化、角化珠或细胞间桥（图 2-2-13），可见病
理性核分裂象。

（3）诊断要点：肿瘤细胞呈巢状浸润性生长，细胞异型性明显，可见细胞角化、角化珠及细
胞间桥。

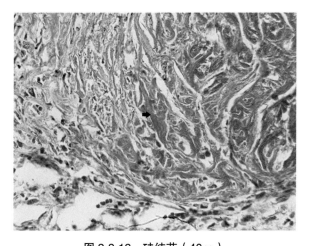

图 2-2-12　硅结节（40×）
同心圆状的纤维构成的硅结节，伴玻璃样变性（如箭头所示）

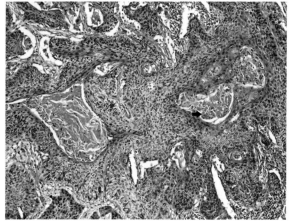

图 2-2-13　肺鳞癌（40×）
肿瘤细胞异型性明显，可见角化珠（如箭头所示）

　　7. 肺腺癌（lung adenocarcinoma）
　　（1）贴壁型肺腺癌（lepidic lung adenocarcinoma）
　　1）低倍镜：肺泡结构完整，肺泡上皮不典型增生。
　　2）高倍镜：肿瘤细胞呈"钉突样"，无间质浸润（图 2-2-14）。
　　3）诊断要点：肺泡结构完整，癌细胞呈"钉突样"沿肺泡壁生长。
　　（2）腺泡型肺腺癌（acinar lung adenocarcinoma）
　　1）低倍镜：肺组织正常结构消失，肿瘤呈不规则腺样，在纤维间质中浸润性生长（图 2-2-15）。
　　2）高倍镜：肿瘤细胞具有异型性，核质比增大，可见核仁。
　　3）诊断要点：纤维间质中可见不规则异型腺体浸润性生长。

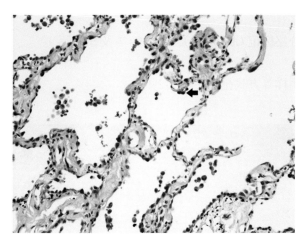

图 2-2-14　贴壁型肺腺癌（40×）
肺泡上皮不典型增生，呈"钉突样"改变（如箭头所示）

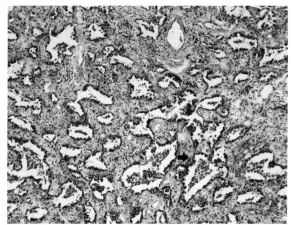

图 2-2-15　腺泡型肺腺癌（10×）
不规则腺样肿瘤在肺纤维间质浸润性生长
（如箭头所示）

　　（3）乳头型肺腺癌（papillary lung adenocarcinoma）
　　1）低倍镜：肿瘤由复杂的具有纤维血管轴心的乳头状结构组成（图 2-2-16）。
　　2）高倍镜：肿瘤细胞呈立方或柱状，异型性明显，可见核仁。
　　3）诊断要点：肿瘤排列成富含纤维血管轴心的乳头状结构。

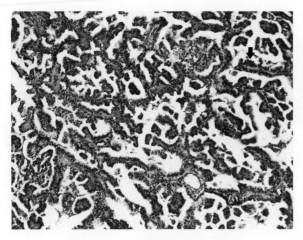

图 2-2-16　乳头型肺腺癌（20×）

肿瘤由复杂的具有纤维血管轴心的乳头状结构组成（如箭头所示），乳头纵轴：横轴＞5：1

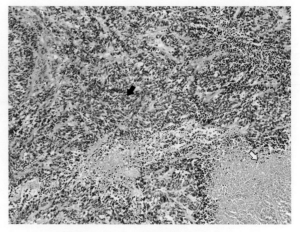

图 2-2-17　肺小细胞癌（10×）

肿瘤细胞短梭形，胞质少（如黑箭头所示），可见大量坏死（如白箭头所示）

8. 肺神经内分泌肿瘤（pulmonary neuroendocrine tumors）

（1）肺小细胞癌（small cell carcinoma of lung）

1）低倍镜：肿瘤细胞体积小，胞质少，呈弥漫浸润性生长，伴大量坏死（图 2-2-17）。

2）高倍镜：肿瘤细胞短梭形，胞质少，核仁缺乏，核分裂象易见。

3）诊断要点：肿瘤细胞染色质细颗粒状，伴坏死，核分裂象＞10 个 /10HPF。神经内分泌标记 CD56（＋）、CgA（＋）及 TN（＋）。

（2）肺大细胞神经内分泌癌（pulmonary large cell neuroendocrine carcinoma）

1）低倍镜：肿瘤细胞巢状分布，可见灶状坏死。

2）高倍镜：肿瘤细胞大，异型性明显，染色质粗，核空泡状，可见核仁，核分裂象易见（图 2-2-18）。

3）诊断要点：癌细胞大，核仁明显，神经内分泌标记 CD56（＋）、CgA（＋）及 Syn（＋）。

（3）肺类癌（carcinoid of lung）

1）低倍镜：肿瘤细胞呈岛状、小梁状、菊形团样等方式排列（图 2-2-19）。

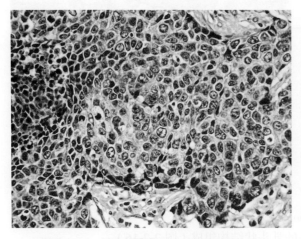

图 2-2-18　肺大细胞神经内分泌癌（40×）

肿瘤细胞巢状分布，瘤细胞大，染色质粗，核空泡状，可见核仁，核分裂象易见

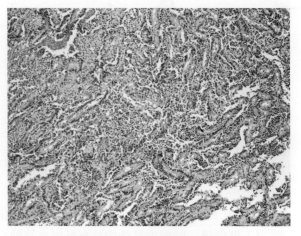

图 2-2-19　肺类癌（10×）

肿瘤细胞呈小梁状排列，瘤细胞大小较一致，异型性不明显

2）高倍镜：肿瘤细胞大小较一致，异型性不明显，染色质细腻，无明显核仁，未见核分裂象及坏死。

3）诊断要点：肿瘤细胞形态较温和，无明显异型性，无坏死，核分裂象＜ 2 个 /10HPF。

9. 肺大细胞癌（large cell carcinoma of lung）

（1）低倍镜：肿瘤细胞异型性明显，呈巢状排列。

（2）高倍镜：肿瘤细胞较大，呈多角形，细胞核深染，核分裂象易见，可见瘤巨细胞（图 2-2-20）。

（3）诊断要点：癌细胞较大，呈多角形。不表达肺腺癌及肺鳞状细胞癌的标记。

10. 肺腺鳞癌（adenosquamous carcinoma of lung）

（1）低倍镜：肿瘤由两种形态的癌组成，一种为腺癌，另一种为鳞状细胞癌，且各成分均＞ 10%（图 2-2-21）。

（2）高倍镜：癌细胞分别显示腺癌和鳞癌的形态特征。

（3）诊断要点：癌细胞同时具有腺癌和鳞癌的形态特征。

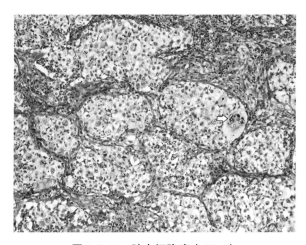

图 2-2-20　肺大细胞癌（10×）

肿瘤细胞呈巢状排列，肿瘤细胞较大，可见瘤巨细胞（如箭头所示）

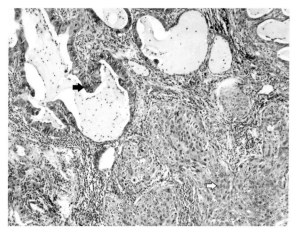

图 2-2-21　肺腺鳞癌（10×）

癌细胞同时具中分化腺癌（如黑箭头所示）和非角化型鳞状细胞癌（如白箭头所示）的形态特征

五、思考题

1. 简述肺气肿的分型和病理变化。
2. 简述慢性支气管炎、支气管扩张、肺气肿及肺心病的发生发展关系。
3. 试比较大叶性肺炎、小叶性肺炎、间质性肺炎病理变化的异同点，并简述其临床病理联系。
4. 简述硅肺的基本病变及其并发症。
5. 试述肺癌的肉眼类型及常见的组织学类型（至少三个类型）。

六、临床病理联系

病　例　1

【病例摘要】　患者，女，69 岁，主因"体检发现右肺结节 1 周余"入院。既往高血压史，无咳嗽、咳痰及喘憋等症状。无肿瘤家族史。CT 示：右肺下叶近肺膜处占位性病变，边界不清，有"毛刺"征。外周血 CEA 30 ng/ml。

【病理检查】 大体检查：送检右肺下叶切除标本，距支气管 4 cm 紧邻肺膜处可见一灰白肿物，大小 1.8 cm×1.4 cm×1 cm，肿物切面灰白、实性、质硬，与周围组织界限不清。肿瘤未累及叶支气管及段支气管（图 2-2-22）。显微镜检查：肺组织正常结构消失，肿瘤细胞呈不规则腺体在纤维间质中浸润性生长，肿瘤细胞异型性，核质比增大，可见核仁（图 2-2-23）。

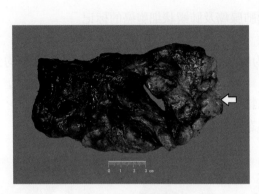

图 2-2-22　肺部肿物

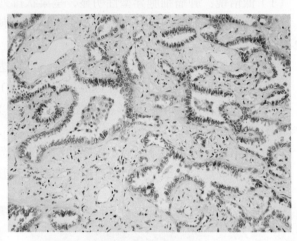

图 2-2-23　肺部肿物

【病理诊断】 肺浸润性腺癌，腺泡型。

【问题】

1. 请在图片上标注主要病变。

2. 请列出诊断依据。

病 例 2

【病例摘要】 患者，男，74 岁，主因"晨起痰中带血丝 2 个月，胸部 X 线片检查发现右上肺占位 5 日"入院。CT 示：右肺上叶占位性病变，阻塞性肺炎。

【病理检查】 大体检查：送检右肺上叶切除标本，大小 17 cm×11 cm×3 cm，肺膜表面光滑，局部皱缩，范围 5 cm×4 cm，皱缩肺膜下可见一肿物，大小 6 cm×5 cm×4 cm，肿物切面呈分叶状、灰白、实性、质硬，界不清，累及肺膜（图 2-2-24）。镜下所见：肿瘤细胞呈实性片状及巢状排列，肿瘤细胞大、多形性，胞质丰富、嗜酸性，核呈泡状核，核仁明显，核分裂象易见（图 2-2-25）。免疫组化结果：肿瘤细胞 TTF-1（＋）（图 2-2-26）、NapsinA（＋），P40（－），P63（－）。

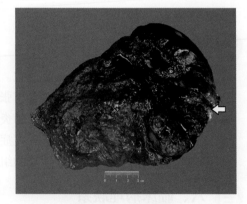

图 2-2-24　肺部肿物

【病理诊断】 肺浸润性腺癌，实体型，低分化。

【问题】

1. 请在图片上标注主要病变。

2. 请列出诊断依据。

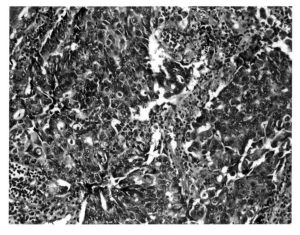

图 2-2-25　肺部肿物（20×）

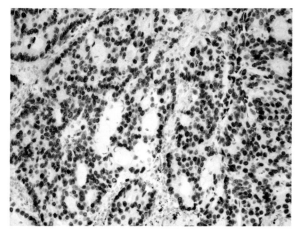

图 2-2-26　肺部肿物 TTF-1 免疫组织化学染色（20×）

■ 附

1. NapsinA　由位于 19q13.3 的 *NSPSA* 基因编码的天冬氨酸蛋白酶，优势表达于肺和肾。在肺中表达于Ⅱ型肺泡细胞，受 TTF-1 调控，参与表面蛋白 B 的产生。在肾组织中表达于近端肾小管，参与溶酶体蛋白的代谢。NapsinA 与 TTF-1 相比具有几乎相同的敏感性，但特异性更高。对于未知来源的腺癌，NapsinA 与 TTF-1 联合有助于确定肿瘤是否为肺起源。NapsinA 与 PAX8 联合可以确定是否为肾来源。阳性部位：细胞质。

2. TTF-1　甲状腺转录因子 1，是分子量为 38~40 kD 的核蛋白，在胎儿肺组织和成人Ⅱ型肺泡上皮中存在。TTF-1 主要分布于内胚层分化的甲状腺滤泡细胞、间脑局部和呼吸道上皮中。主要用于肺小细胞癌的诊断、肺原发性腺癌与转移性腺癌的鉴别诊断，以及肺癌与胸膜的恶性间皮瘤、副节瘤的鉴别诊断。阳性部位：细胞核。

3. P63　一种核蛋白转录因子，是 P53 的相似物，局限表达于鳞状上皮、尿路上皮的基底细胞，乳腺、汗腺和唾液腺的肌上皮细胞和前列腺的基底细胞。P63 是基底细胞癌、鳞癌、尿路上皮癌的标记物，常在乳腺肿瘤中用来标记显示肌上皮是否保存。阳性部位：细胞核。

4. P40　P63 蛋白的亚型之一，是基底细胞 / 祖细胞中主要的 P63 同种型，在尿路上皮细胞，鳞状上皮细胞，乳腺、汗腺和唾液腺的肌上皮细胞，前列腺的基底细胞均有表达。在肺腺癌中罕见表达。阳性部位：细胞核。

5. SYN（Synaptophysin）　突触素，是分子量为 38 kD 的糖蛋白，主要存在于神经元突触前泡膜。正常表达于肾上腺髓质、胰岛、皮肤和内脏的神经性和上皮性神经内分泌细胞、中枢神经组织的星形细胞等。主要用于神经内分泌肿瘤如肺小细胞癌、甲状腺髓样癌等的诊断与鉴别诊断，在尤因肉瘤 /PNET 中也可见阳性。阳性部位：细胞质。

6. CgA（ChromograninA）　嗜铬素 A，是一种可溶性酸性蛋白，是来源于神经嵴的大多数神经内分泌细胞及其来源的神经内分泌肿瘤的重要标记物。该抗体主要用于标记神经内分泌肿瘤，也可用于甲状腺髓样癌和滤泡癌的鉴别诊断。阳性部位：细胞质。

7. CD56　神经细胞黏附分子，是一种膜糖蛋白，表达于神经内分泌细胞、神经细胞、NK 细胞和部分活化的 T 淋巴细胞，甲状腺滤泡上皮、肝细胞和肾小管也可见表达。主要用于鉴别神经内分泌肿瘤和 NK 细胞淋巴瘤。阳性部位：细胞质 / 细胞膜。

（石　峰　王大业）

数字资源

第三章　胃肠疾病

一、实习目的

1. 掌握慢性胃炎、消化性溃疡病、食管癌、胃癌的基本病理变化、分型、结局及临床病理联系。依据肉眼观察和镜下观察，能够准确描述慢性胃炎、溃疡病、食管癌、胃癌的病变特点。

2. 掌握结直肠癌的基本病理变化、分型、结局及临床病理联系。依据肉眼观察和镜下观察，能够准确描述结直肠癌的病变特点。

3. 了解胃肠间质瘤的主要病变特点。

4. 自学部分见本章数字资源中相关内容。

二、实习内容

大体标本	切片标本
1. 胃溃疡	1. 胃溃疡
2. 溃疡型胃癌	2. 慢性萎缩性胃炎
3. 浸润性胃癌	3. 直肠腺癌
4. 胃黏液癌	4. 印戒细胞癌
5. 溃疡型结肠癌	5. 胃肠间质瘤
6. 隆起型结肠癌	

三、正常组织大体观察及组织学观察

（一）胃

1. 大体观察　胃在左上腹部，是消化道最膨大的部分，上端与食管相通的开口为贲门，下端与十二指肠相通的开口为幽门。胃分前、后两壁，大、小两弯及出、入两口。胃大弯大部分凸向左下方，胃小弯大部分凹向右上方。胃通常分为贲门部、胃底、胃体和幽门4部分。

2. 组织学观察　胃壁的结构，由内向外依次是：黏膜层、黏膜下层、肌层和浆膜层。黏膜层表面起伏不平，又分为上皮层、固有层和黏膜肌层。上皮层被覆排列整齐、胞质明亮的单层柱状细胞，可见胃小凹；固有层主要由腺体（依据部位不同分为贲门腺、胃底腺、幽门腺）组成，腺体之间有少量结缔组织和毛细血管；黏膜肌层由较薄的平滑肌组成。黏膜下层由疏松结缔组织构成；肌层为平滑肌，内环外纵；浆膜层由间皮和少量结缔组织构成。

（二）肠

1. 大体观察　肠分为小肠和大肠。小肠起始于十二指肠，接空肠及回肠。大肠起自盲肠，回盲部可见阑尾，结肠位于盲肠和直肠之间，可分为升结肠、横结肠、降结肠及乙状结肠。结肠的特征是有沿肠纵轴平行排列的结肠带、囊状结肠袋和许多大小不等的肠脂垂。

2. 组织学观察　小肠及大肠的管壁均由黏膜、黏膜下层、肌层及外膜组成。其中黏膜由单层柱状上皮、固有层及黏膜肌层组成。小肠的黏膜上皮及固有层向肠腔突出，形成指状突起，即小肠绒毛。黏膜下层为疏松结缔组织，含血管、神经、纤维和孤立淋巴小结。外膜为间皮。结肠黏膜无环行皱襞和绒毛。

四、病变标本观察方法及注意事项

（一）胃的观察方法

1. 大体观察　胃内容物有无异常，内腔有无狭窄、闭塞或扩张；胃黏膜的颜色、有无隆起或凹陷，胃壁厚度正常与否，浆膜有无异常物质附着。

2. 组织学观察　按黏膜层、黏膜下层、肌层及浆膜层的顺序依次观察，黏膜是否完整，有无化生，黏膜下层有无炎症细胞浸润，肌层有无疏松、水肿、断裂，浆膜层有无充血、渗出，各层有无异常结构和异型细胞出现等。

（二）肠的观察方法

1. 大体观察　切除肠管的长度，肠腔有无狭窄、闭塞或扩张，肠壁是否增厚，肠黏膜的颜色有无异常，有无增生、溃疡形成，有无占位性病变。如有占位，要观察肿瘤生长部位、大小、浸润等情况。浆膜的色泽及有无异常物质附着等。取材：肿瘤及交界处肠壁全层组织，上下切缘，肿大的淋巴结。

2. 组织学观察　按黏膜层、黏膜下层、肌层及浆膜层的顺序依次观察，黏膜是否完整，有无增生，黏膜下层有无炎症细胞浸润，肌层有无疏松、水肿、断裂；浆膜层有无充血、渗出，各层有无异常结构和异型细胞出现等。

五、病变标本大体观察及组织学观察

（一）大体观察

1. 胃溃疡（ulcer of stomach）　标本为切开胃之一部分，在胃小弯侧，黏膜面近幽门处可见一直径约 1.5 cm 大小圆形溃疡。溃疡边缘整齐，切面呈斜漏斗状，溃疡底部干净、平坦，深达肌层。周围黏膜皱襞有向溃疡处集中的趋势（图 2-3-1）。

2. 食管癌　见第一部分第四章"肿瘤"的描述。

3. 溃疡型胃癌（ulcerative type of gastric carcinoma）胃黏膜见一直径约 7 cm 大小的溃疡型肿物。肿物灰白色，干燥，中央坏死形成火山口状溃疡，范围 3 cm×1.8 cm，溃疡边缘不规则隆起，周围黏膜皱襞僵硬、消失（图 2-3-2）。

4. 浸润性胃癌（invasive type of gastric carcinoma）胃黏膜可见一灰白色肿物，肿物沿胃壁呈浸润性生长，与周围正常组织界限不清。在胃壁切面上可见暗红色

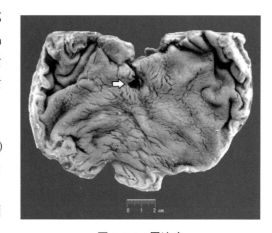

图 2-3-1　胃溃疡

胃溃疡（如箭头所示）周围黏膜皱襞有向溃疡处集中的趋势

肌层中断，由灰白色肿瘤组织取代，肿瘤周围胃壁僵硬（图 2-3-3）。

5. 胃黏液癌（mucoid carcinoma of stomach）　胃内肿物呈浸润性生长，切面呈灰白色，湿润，半透明如胶冻样，又名胶样癌（图 2-3-4）。

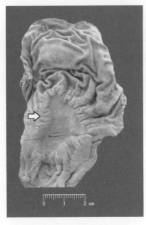

图 2-3-2 溃疡型胃癌
胃内溃疡型肿物，溃疡边缘
不规则隆起（如箭头所示）

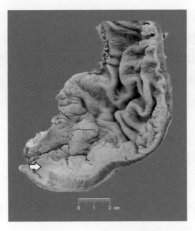

图 2-3-3 浸润性胃癌
胃内灰白色肿物（如箭头所示），沿
胃壁呈浸润性生长，与周围正常组织
界线不清

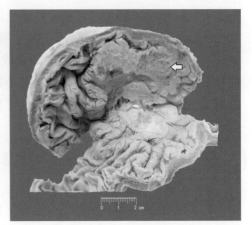

图 2-3-4 黏液癌
胃内肿物呈灰白色，湿润，半透明如胶冻样
（如箭头所示）

6. 溃疡型结肠癌（ulcerative type of colon carcinoma） 切除结肠管一段，局部可见一不规则溃疡型肿物，大小约 4 cm×4.5 cm，底部不平，可见出血、坏死，溃疡边缘隆起（图 2-3-5）。

7. 隆起型结肠癌（protruding type of colon carcinoma） 结肠黏膜面可见一隆起型肿物，表面凹凸不平，肿瘤切面灰白、实性、质硬，呈浸润性生长，已达肌层（图 2-3-6）。

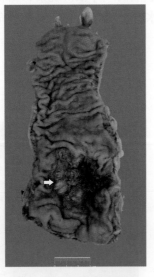

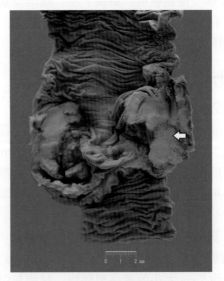

图 2-3-5 溃疡型结肠癌
结肠内溃疡型肿物（如箭头所示），底部不平，溃疡边缘隆起

图 2-3-6 隆起型结肠癌
结肠内肿物呈灰白色、表面凹凸不平，浸润性生长已达肌层（如箭头所示）

（二）组织学观察

1. 胃溃疡（ulcer of stomach）

（1）低倍镜：镜下可见胃黏膜连续性中断，其中黏膜消失处即为溃疡灶所在部位，由内向外可分为 4 层结构。

（2）高倍镜：溃疡底部由 4 层组织构成。

1）渗出层：最表层，为少量炎性渗出物（白细胞、纤维素等）。

2）坏死层：由坏死的细胞碎片组成。

3）肉芽组织层：大量新生的毛细血管垂直于损伤面排列，周围有大量成纤维细胞及炎症细胞。

4）瘢痕层：较密集的胶原纤维平行于损伤面排列。

（3）诊断要点：沿黏膜观察，可找到黏膜缺损处，由内向外溃疡底部组织构成分别为渗出层/坏死层、肉芽组织层、瘢痕层（图2-3-7）。

2. 慢性萎缩性胃炎（chronic atrophic gastritis）

（1）低倍镜：镜下可见病变区胃黏膜层变薄，固有腺体减少，固有层可见淋巴细胞、浆细胞浸润，胃黏膜上皮被肠型腺上皮替代。

（2）高倍镜：胃黏膜固有腺体减少，表层上皮细胞中出现分泌黏液的杯状细胞（肠上皮化生）。

（3）诊断要点：胃黏膜变薄，固有腺体减少；胃黏膜上皮被肠型腺上皮替代（图2-3-8）。

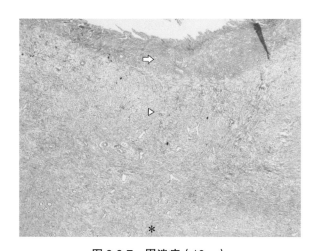

图 2-3-7　胃溃疡（10×）

溃疡底部由内向外分别为渗出层/坏死层（如箭头所示）、肉芽组织层（如三角所示）、瘢痕层（如星号所示）

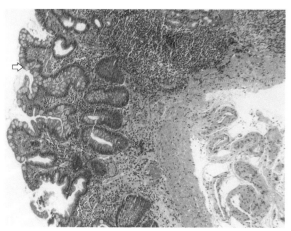

图 2-3-8　慢性萎缩性胃炎（10×）

胃黏膜变薄，固有腺体减少；胃黏膜上皮被肠型腺上皮替代（如箭头所示）

3. 直肠腺癌（adenocarcinoma of rectum）

（1）低倍镜：镜下可见部分正常的肠黏膜组织以及肿瘤组织。肿瘤组织由大量异常增生的腺腔样结构组成，排列紊乱，可见"背靠背"及"共壁"现象。

（2）高倍镜：肿瘤细胞大小不一，排列极向紊乱，核大小不一，深染，可见病理性核分裂象。

（3）诊断要点：肿瘤组织由大量异常增生的腺体样结构组成，排列紊乱，肿瘤细胞大小不一，排列极向紊乱，核大小不一，可见病理性核分裂象（图2-3-9）。

4. 印戒细胞癌（signet ring cell carcinoma）

（1）低倍镜：镜下可见肿瘤组织呈巢团状分布，周围可见纤维结缔组织增生及炎症细胞浸润。

（2）高倍镜：可见肿瘤细胞弥漫浸润性生长、黏附性差，胞质内可见蓝染的黏液，核被挤向一侧，如印戒状。

（3）诊断要点：肿瘤组织呈巢团状分布，肿瘤细胞细胞核偏位，胞质内可见黏液（图2-3-10）。

5. 胃肠间质瘤（gastrointestinal stromal tumor，GIST）

（1）低倍镜：肿瘤位于小肠肌层，界限清楚（图2-3-11）。

（2）高倍镜：肿瘤细胞呈短梭形及卵圆形，细胞轻度异型性，可见小核仁，核分裂象可见（图2-3-12）。

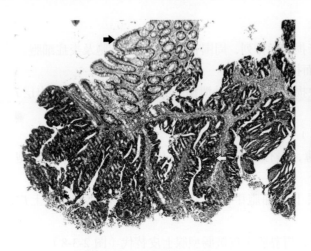

图 2-3-9　直肠腺癌（4×）

肿瘤组织由大量异常增生的腺体样结构组成，排列紊乱（如白箭头所示），可见周边正常的肠黏膜组织（如黑箭头所示）

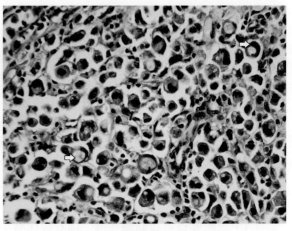

图 2-3-10　印戒细胞癌（40×）

肿瘤细胞胞质内可见黏液，核被挤向一侧，如印戒状（如箭头所示）

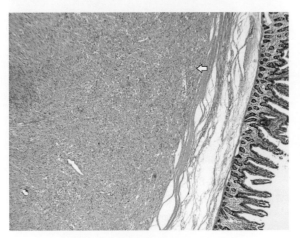

图 2-3-11　胃肠间质瘤（4×）

肿瘤位于小肠肌层，界限清楚（如箭头所示）

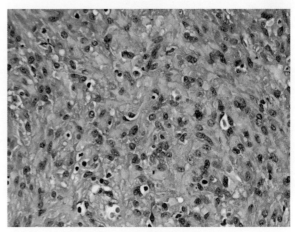

图 2-3-12　胃肠间质瘤（40×）

肿瘤细胞呈短梭形及卵圆形，细胞轻度异型性，可见小核仁

（3）诊断要点：肿瘤位于肌层，界限清楚；肿瘤细胞呈短梭形及卵圆形；免疫组化表达 CD117、DOG1 和 CD34。

六、思考题

1. 叙述胃溃疡的好发部位、肉眼及镜下病变特点。

2. 从形态学变化的视角简述溃疡病患者经久不愈和产生疼痛的原因。

3. 简述胃溃疡和溃疡型胃癌病理变化的区别。

4. 什么是化生？胃黏膜肠上皮化生常在何种情况下出现？

5. 简述慢性萎缩性胃炎的基本病理变化。

6. 简述胃癌的肉眼类型和组织学类型。

7. 简述结肠癌的病理变化、分期及临床病理特点。

七、临床病理联系

病 例 1

【病例摘要】 患者，男，41岁。主因上腹部疼痛不适、食欲缺乏，时有恶心、呕吐、口干十余年，加重3个月入院。胃镜检查：胃黏膜颜色变淡，黏膜下血管显著，黏膜皱襞细小，部分消失，局部呈颗粒状。

【病理检查】 胃黏膜活检：固有腺体数目减少，固有层内有大量淋巴细胞和浆细胞浸润；可见肠上皮化生，呈慢性炎症表现（图2-3-13）。幽门螺杆菌（＋）。

【病理诊断】 慢性萎缩性胃炎。

【问题】

1. 请在图片上标注主要病变。

2. 请列出诊断依据。

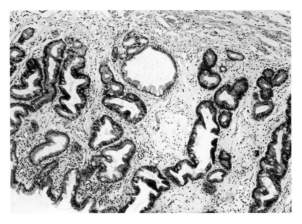

图 2-3-13 胃黏膜活检标本

病 例 2

【病例摘要】 患者，男，54岁。主因进食后哽噎2个月余入院。内镜检查：食管中段肿物。完善相关检查后，行外科手术治疗。

【病理检查】 大体检查：送检部分食管切除标本。食管黏膜可见隆起型肿物，大小3.5 cm×2 cm×2.5 cm，肿物表面粗糙伴溃疡形成，肿物切面灰白、实性、质硬，累及食管肌层（图2-3-14）。镜下所见：肿瘤细胞巢团状排列，可见肿瘤中央坏死。肿瘤细胞异型，核染色质粗，未见细胞角化及细胞间桥（图2-3-15）。

【病理诊断】 食管中 - 低分化鳞状细胞癌。

【问题】

1. 请在图片上标注主要病变。

2. 请列出诊断依据。

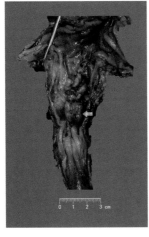

图 2-3-14 食管肿物

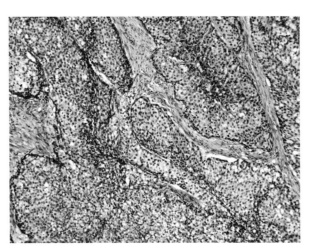

图 2-3-15 食管肿物（20×）

病 例 3

【病例摘要】 患者，女，82岁，主因"突发心悸、头晕、呕吐咖啡色胃内容物3 h"急诊入院。完善相关检查后，行外科手术治疗。

【病理检查】 大体检查：送检部分胃切除标本，大小8 cm×6 cm，黏膜表面光滑，局部溃疡形成，溃疡下可见一结节样肿物，大小7 cm×6 cm×2.5 cm，肿物切面灰白、实性、质较细腻，呈"鱼肉样"（图2-3-16）。镜下所见：肿瘤细胞密集，"漩涡状"排列。肿瘤细胞短梭形及卵圆形，细胞异型，核分裂象7/50 HPF（图2-3-17，图2-3-18），可见灶状坏死。免疫组化结果：肿瘤细胞表达CD117（＋）（图2-3-19）、CD34（＋）、DOG1（＋）。*c-kit*和*PDGFRA*分子病理检测结果：*kit*11号外显子突变。

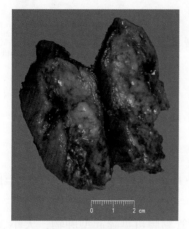

图2-3-16 胃部肿物

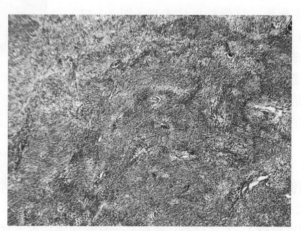

图2-3-17 胃部肿物（4×）

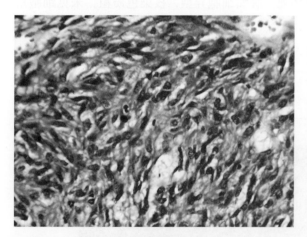

图2-3-18 胃部肿物（40×）

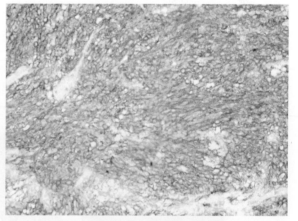

图2-3-19 胃部肿物CD117免疫组织化学染色（20×）

【病理诊断】 胃肠间质瘤，危险度分级：高度复发风险。

【问题】

1. 请在图片上标注主要病变。

2. 请列出诊断依据。

病 例 4

【病例摘要】　患者，男，59 岁。主因"便血半年余，发现结肠占位 1 周"入院。完善相关检查，行外科手术治疗。

【病理检查】　大体检查：送检部分肠管切除标本。肠管一段，长 8 cm，可见一溃疡型肿物，大小 4.5 cm×3.5 cm×0.7 cm，底部凹凸不平，边缘隆起（图 2-3-20），切面灰白、实性、质硬，侵达浆膜下脂肪组织。镜下所见：肿瘤性腺体浸润性生长伴癌性溃疡形成（图 2-3-21）。肿瘤细胞异型性明显，可见核仁，部分细胞胞质内可见黏液，腺腔内可见坏死（图 2-3-22）。

【病理诊断】　结肠中 - 低分化腺癌。

【问题】

1. 请在图片上标注主要病变。

2. 请列出诊断依据。

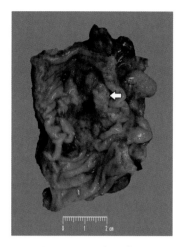

图 2-3-20　结肠肿物

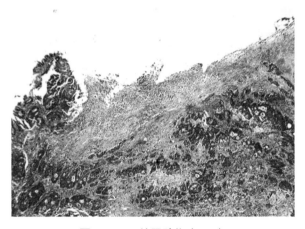

图 2-3-21　结肠肿物（4×）

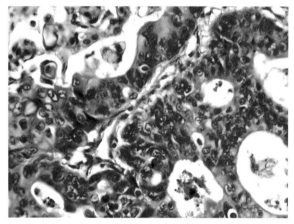

图 2-3-22　结肠肿物（40×）

■ 附

1. β-Catenin　β- 连环蛋白，是 Wnt 信号途径的关键调节蛋白，主要存在于正常细胞的胞膜。β-Catenin 基因突变后，导致其在细胞核内积聚，并启动核内特定基因的表达，参与肿瘤的生长、浸润和转移。β-Catenin 基因突变见于结直肠癌、肺癌、食管癌、乳腺癌、前列腺癌、胰腺实性假乳头状瘤、家族性腺瘤性息肉病等。高水平核阳性见于孤立性纤维性肿瘤、滑膜肉瘤等。阳性部位：细胞膜 / 细胞质 / 细胞核。

2. CA19-9　一种细胞表面糖蛋白，正常腺上皮含量很多，在增殖或肿瘤性上皮中高表达。CA19-9 在大多数胃肠道癌、胆管癌、胰腺癌等有较高的阳性率。阳性部位：细胞质。

3. CD34　一种分子量为 110 kD 的跨膜唾液酸糖蛋白，选择性表达于造血干细胞、血管内皮细胞、脾边缘区的细胞等。CD34 在急性髓性白血病的骨髓母细胞、B- 急性淋巴细胞白血病的淋巴母细胞、大多数血管源性肿瘤、脂肪肉瘤、胃肠道间质瘤中阳性表达。阳性部位：细胞膜 / 细胞质。

4. CD117　由 *c-kit* 原癌基因编码的膜蛋白，主要在胃肠道 Cajal 细胞、肥大细胞、黑素细胞和间质细胞等表达。CD117 与 CD34 和 DOG1 联合用于胃肠道间质瘤的诊断。阳性部位：细胞质 / 细胞膜。

5. DOG1　推测是一种离子通道蛋白，在胃肠道 Cajal 细胞、唾液腺腺泡细胞、胰腺泡心细胞、肝细胞、胆道、乳腺、胃上皮细胞中表达。DOG1 选择性表达于胃肠道间质瘤，是一个敏感和特异的标记物，并优于 CD117。阳性部位：细胞质 / 细胞膜。

（孟　艳　石　峰　张燕林）

数字资源

第四章　肝、胆囊、胰腺疾病

一、实习目的

1. 掌握脂肪肝、肝炎、肝硬化、肝癌的病理变化和临床病理联系，依据肉眼观察和镜下观察，能够准确描述脂肪肝、肝炎、肝硬化、肝癌的病变特点。

2. 了解胆囊炎、胆石症、胰腺癌和胆囊癌的病理变化和临床病理联系。

3. 自学部分见本章数字资源中相关内容。

二、实习内容

大体标本	镜下观察
1. 脂肪肝	1. 脂肪性肝病
2. 亚急性重型肝炎	2. 慢性肝炎
3. 小结节性肝硬化	3. 急性重型肝炎
4. 大结节性肝硬化	4. 亚急性重型肝炎
5. 肝硬化合并肝癌	5. 肝硬化
6. 肝癌（巨块型）	6. 肝细胞癌
7. 肝癌（多结节型）	7. 胆囊炎
8. 胆囊炎	8. 胰腺癌
9. 胆囊癌	
10. 胆管癌	
11. 胰腺癌	

三、正常组织大体观察及组织学观察

（一）胆囊

1. 大体观察　胆囊位于肝的脏面胆囊窝，呈梨形囊袋状，内含 30 ~ 60 ml 胆汁，长 8 ~ 12 cm，宽 3 ~ 5 cm。胆囊分底、体、颈、管 4 部，颈部连接胆囊管，胆囊管长 2 ~ 3 cm，管内径为 0.3 cm。

2. 组织学观察　胆囊壁分为 3 层结构，由内向外依次为黏膜层、肌层和外膜。黏膜层有发达的皱襞，被覆单层高柱状上皮，皱襞之间的上皮常向固有层内延伸，形成深陷的黏膜窦。固有层有较丰富的血管、淋巴管和弹性纤维。肌层较薄，肌纤维排列不规则。外膜有较厚的疏松结缔组织，表面覆以浆膜。

（二）胰腺

1. 大体观察 胰腺位于腹腔，长 12 ~ 16 cm，重约 80 g，分为胰头、胰体和胰尾 3 部分。胰腺导管开口于十二指肠壶腹部乳头。

2. 组织学观察 胰腺表面的薄层结缔组织被膜深入胰腺实质将胰腺分成许多小叶。胰腺外分泌部由浆液性腺泡和导管组成，胰腺内分泌部由胰岛构成。由扁平或立方上皮构成的小叶间导管位于小叶间隔之中。由单层锥状细胞组成的浆液性腺泡位于小叶内。胰岛位于腺泡之间，由染色较浅、大小不等、形状不定的细胞团组成，周围包有薄层结缔组织。

四、病变标本观察方法及注意事项

（一）肝

详见第一部分第一章"细胞和组织的适应、损伤和修复"的描述。

（二）胆囊

1. 大体观察 胆囊的大小，表面颜色，硬度，形状有无异常，浆膜有无充血、异常物质附着及穿孔等。沿长轴剖开后观察胆囊黏膜是否正常，有无息肉或肿物，胆囊壁及胆管壁厚度是否正常，胆汁的量和性状，有无结石，胆管有无扩张。

2. 组织学观察 按黏膜层、肌层及外膜的顺序由内向外依次观察病变情况。

（三）胰腺

1. 大体观察 胰腺的大小、重量、外形、光泽、质地，有无充血水肿，表面和实质有无脂肪坏死灶，有无囊肿、结石及肿块，小叶结构是否清晰，小叶间隔是否增宽，导管是否扩张。

2. 组织学观察 胰腺小叶的结构是否完整，腺泡、导管、胰岛的结构是否正常，导管有无扩张及结石，有无坏死、异型增生。

五、病变标本大体观察及组织学观察

（一）大体观察

1. 脂肪肝（fatty liver） 肝体积增大，色灰黄，其被膜紧张、切面隆起、边缘外翻，有油腻感，质地脆（图 2-4-1）。

2. 亚急性重型肝炎（subacute severe hepatitis） 肝体积缩小、变薄、被膜皱缩不平，切面可见再生的结节和红褐色的坏死区弥漫分布于肝内（图 2-4-2）。

3. 肝硬化（cirrhosis） 肝体积缩小，质地硬，边缘锐。表面可见许多大小较一致的结节（直径一般小于 3 mm）。切面呈弥漫全肝的小结节，圆形或椭圆形，周围有较薄的纤维结缔组织包绕，

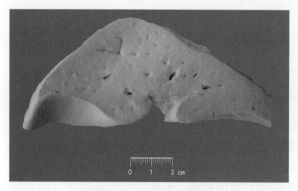

图 2-4-1　脂肪性肝病
肝体积增大，色灰黄，质地脆

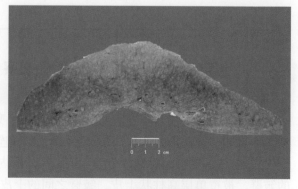

图 2-4-2　亚急性重型肝炎
肝体积缩小、皱缩不平，切面可见红褐色的坏死区和再生
结节弥漫分布

为小结节性肝硬化（图2-4-3）。结节粗大且大小不均、纤维间隔较宽或宽窄不一，肝表面凹凸不平的称为大结节性肝硬化（图2-4-4）。

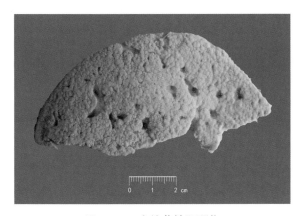

图2-4-3　小结节性肝硬化

肝体积缩小，质地硬，切面呈弥漫全肝的小结节

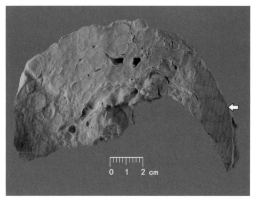

图2-4-4　大结节性肝硬化

肝体积缩小，质地硬，切面可见结节粗大且大小不均（如箭头所示）

4. 原发性肝癌（primary carcinoma of liver）

（1）肝硬化合并肝癌：肝体积缩小，质地硬，表面凹凸不平，切面呈弥漫全肝、大小不均的结节，肝左叶下方见一直径约5 cm的灰白色肿物，可见灶性出血和坏死，肿物与周围肝组织分界清楚（图2-4-5）。

（2）巨块型肝癌：肝体积增大，质地硬，边缘锐利，表面常可见许多大小较一致的结节（肝硬化）。本例肝标本切面可见一球形肿物，直径约10 cm，呈灰白色，伴灶性出血和坏死，肿瘤组织与周围肝组织分界清楚。肿物上方和左侧可见多个卫星结节（图2-4-6）。

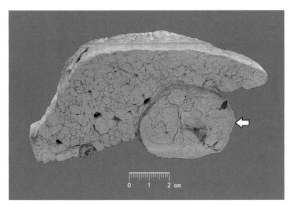

图2-4-5　肝硬化合并肝癌

肝左叶下方的肝癌结节（如箭头所示）

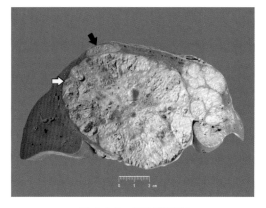

图2-4-6　巨块型肝癌

肝癌结节（如白箭头所示）及卫星结节

（如黑箭头所示）

（3）多结节型肝癌：肝体积增大，表面凹凸不平，切面散在多个大小不等的圆形或椭圆形癌结节，结节界限清楚，微隆起于切面，部分结节中央坏死脱落，有出血，形成小囊腔（图2-4-7）。

5. 慢性胆囊炎（chronic cholecystitis）　胆囊体积增大，表面有渗出和出血。纵行剖开后可见胆囊壁增厚，灰白色，质地硬韧，胆囊体部可见出血和坏死。

6. 胆囊癌　胆囊壁增厚，胆囊基底部可见隆起型肿物，大小2.5 cm×2 cm，肿物切面灰白、实性、质硬（图2-4-8）。

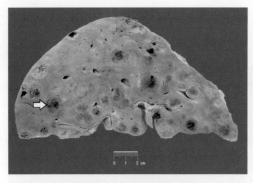

图 2-4-7　多结节型肝癌

肝切面散在多个大小不等的圆形或椭圆形癌结节，
伴出血、坏死、囊腔形成（如箭头所示）

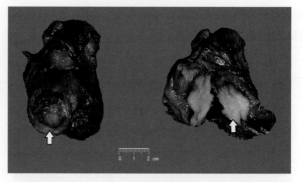

图 2-4-8　胆囊癌

胆囊基底部灰白色隆起型肿物（如箭头所示）

7. 胆管癌　胆管可见一肿物，大小 2 cm×1.2 cm×0.8 cm，切面灰白、实性、质硬，累及胆管壁全层（图 2-4-9）。

8. 胰腺癌（carcinoma of pancreas）　胰腺（胰头部）实质内可见一肿物，大小 4 cm×3 cm×2 cm，切面灰黄、实性、质硬，可见出血和坏死（图 2-4-10）。

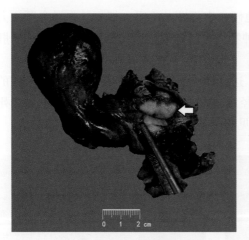

图 2-4-9　胆管癌

胆管肿物（如箭头所示）

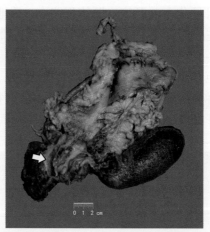

图 2-4-10　胰腺癌

胰头部肿物（如箭头所示）

（二）组织学观察

1. 脂肪性肝病（fatty liver disease）——脂肪性肝炎（steatohepatitis）

（1）低倍镜：肝细胞肿胀，排列拥挤，肝细胞内可见大小不等的圆形空泡（脂滴）、胞质疏松淡染（水样变性）和嗜酸性变，肝实质点灶状坏死，以大泡性脂变肝细胞周围较明显，伴淋巴细胞为主的炎症细胞局灶性浸润（图 2-4-11）。

（2）高倍镜：部分肝细胞质中出现小空泡，彼此融合成大空泡，使细胞核被挤压至一侧，致肝细胞呈半月形，状似脂肪细胞。部分肝细胞肿胀，染色变浅，呈空泡状（气球样变），肝细胞互相挤压，肝窦受压。

（3）诊断要点：大部分肝细胞质中出现大小不等的脂滴；部分肝细胞肿胀变圆，胞质疏松淡染；脂变肝细胞周围炎症细胞浸润。

2. 慢性肝炎（乙型病毒性肝炎，G2，S2）

（1）低倍镜：肝穿刺组织，小叶结构可辨，可见肝细胞肿胀和嗜酸性变；汇管区纤维组织增

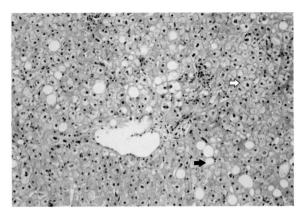

图 2-4-11　脂肪性肝炎（20×）

肝细胞内的脂滴（如黑箭头所示）和肝细胞的水样变性
（如白箭头所示）

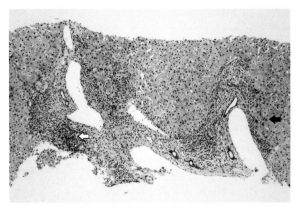

图 2-4-12　慢性肝炎（G2，S2，10×）

肝细胞嗜酸性变（如黑箭头所示）和点灶状坏死，汇管区
炎症细胞浸润（如白箭头所示）

生、部分伸入小叶内，局部见汇管区和汇管区之间纤维隔（P-P 纤维隔）形成，中等量炎症细胞密集浸润灶伴界面炎（即碎片状坏死）（图 2-4-12）。

（2）高倍镜：肝细胞体积增大，胞质疏松，排列拥挤，可见肝细胞嗜酸性变和凋亡小体及点灶状坏死、淋巴细胞浸润；汇管区可见以淋巴细胞为主的炎症细胞密集浸润灶伴轻度界面炎，纤维组织增生，局部见 P-P 纤维隔形成。

（3）诊断要点：肝细胞嗜酸性变和点灶状坏死，汇管区及其与肝实质交界处炎症细胞浸润，纤维组织增生。

3. 慢性肝炎（乙型病毒性肝炎 /HBV 相关静止性肝硬化，G1，S4）

（1）低倍镜：肝穿刺组织，小叶结构紊乱，汇管区及纤维间隔内轻度淋巴细胞浸润，纤维组织增生形成纤维隔，并分隔肝实质呈假小叶状（图 2-4-13）。

（2）高倍镜：汇管区及纤维间隔轻度淋巴细胞浸润，纤维隔形成。

（3）诊断要点：汇管区及纤维间隔炎症细胞浸润，纤维增生分隔肝实质呈假小叶状。

4. 急性重型肝炎（acute severe hepatitis）

（1）低倍镜：镜下可见肝细胞坏死广泛而严重，肝细胞索解离，出现弥漫性大片坏死；肝窦扩张充血（图 2-4-14）。

（2）高倍镜：肝细胞发生溶解坏死，肝小

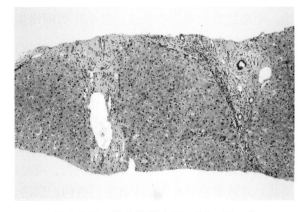

图 2-4-13　慢性肝炎（G1，S4，10×）

纤维增生分隔肝实质呈假小叶状，炎症细胞浸润

叶内残留少量变性的肝细胞，小叶内和汇管区大量炎症细胞浸润，以淋巴细胞、巨噬细胞为主。

（3）诊断要点：肝细胞出现弥漫性大片坏死，肝窦扩张充血，小叶内和汇管区大量炎症细胞浸润。

5. 亚急性重型肝炎（subacute severe hepatitis）

（1）低倍镜：镜下可见肝细胞大片坏死，伴结节状肝细胞再生及结缔组织增生（图 2-4-15）。

（2）高倍镜：肝细胞再生呈结节状，小叶内外可见明显的炎症细胞浸润，周边有小胆管增生和细胆管反应。

（3）诊断要点：既有肝细胞大片坏死，又有肝细胞的结节状再生。

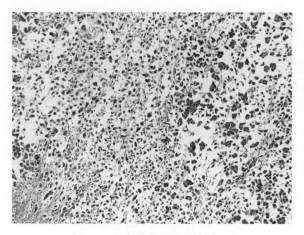

图 2-4-14　急性重型肝炎（10×）
肝细胞大片坏死，肝窦扩张

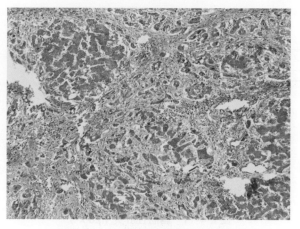

图 2-4-15　亚急性重型肝炎（10×）
肝细胞的大片坏死和结节状再生及炎症细胞浸润

6. 门脉性肝硬化（portal cirrhosis）

（1）低倍镜：镜下可见正常肝小叶结构被破坏，由增生的、均匀稀薄的纤维组织将肝细胞再生结节分割包绕成大小不等、圆形或椭圆形的肝细胞团，即假小叶；假小叶中的中央静脉偏位、缺如或有两个以上的中央静脉（图2-4-16）。

（2）高倍镜：肝细胞索排列紊乱，少数肝细胞体积大，核深染或有双核——新生的肝细胞；毛细胆管内有胆栓形成；假小叶周围增生的纤维组织内可见淋巴细胞浸润。

（3）诊断要点：增生的纤维组织将肝细胞再生结节分割包绕成大小不等、圆形或椭圆形的肝细胞团，即假小叶；假小叶内肝细胞索排列紊乱，少数肝细胞体积大，为新生的肝细胞。

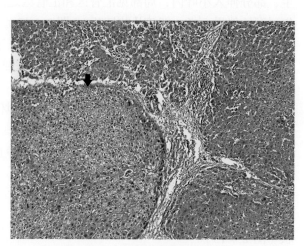

图 2-4-16　结节性肝硬化（20×）
假小叶（如箭头所示），肝细胞排列紊乱，中央静脉偏位；
周围纤维组织包绕

7. 肝细胞癌（carcinoma of liver cell）

（1）低倍镜：肝正常组织结构消失，可见肿瘤结节，癌细胞排列成粗梁状、假腺样、片状或巢状，片或索之间有类似于肝窦的结构，周边也可见许多假小叶结构，提示可能为肝硬变基础上发展而来的肝细胞癌。

（2）高倍镜：癌细胞异型性明显，大小不一，形状不规则，核深染，核分裂象多见（图2-4-17），偶见多核巨细胞，癌细胞间毛细胆管内可见胆栓形成。

（3）诊断要点：肿瘤细胞排列呈片状或大条索状，细胞异型性明显，大小不一，形状不规则，核深染，核分裂象多见，偶见多核巨细胞。

8. 慢性胆囊炎（chronic cholecystitis）

（1）低倍镜：可见胆囊黏膜萎缩，各层均有炎症细胞浸润，纤维组织明显增生（图2-4-18）。

（2）高倍镜：可见淋巴细胞为主的炎症细胞浸润于各层。

（3）诊断要点：胆囊壁淋巴细胞、浆细胞浸润，纤维组织增生。

9. 胰腺癌（胰腺导管腺癌）

（1）低倍镜：致密的纤维间质中可见腺癌组织浸润性生长，伴坏死。肿瘤细胞呈筛状及腺

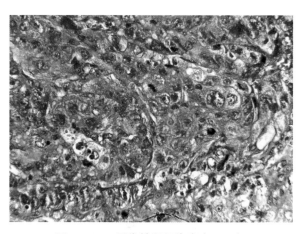

图 2-4-17　原发性肝细胞癌（40×）
肝正常组织结构消失，癌细胞排列成索条状、片状，
细胞异型性明显

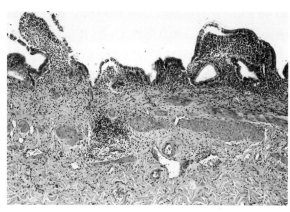

图 2-4-18　慢性胆囊炎（10×）
胆囊黏膜萎缩，各层均有炎症细胞浸润，纤维组织明显增生

样排列（图 2-4-19）。肿瘤细胞表达 CK7（+）、CA199（+）、β-catenin（膜+）、CK20（-）。

（2）高倍镜：肿瘤细胞异型性明显，胞质丰富，核膜不规则，染色质粗糙。

（3）诊断要点：肿瘤细胞呈腺管状结构排列，浸润性生长，细胞异型性明显。

六、思考题

1. 简述肝脂肪变性的病理变化及其发生的机制。

2. 简述肝细胞的坏死类型。

3. 简述急性普通型肝炎、急性重型肝炎、亚急性重型肝炎的病变特征。

4. 简述慢性肝炎的分类（Scheuer 方案）和分期分级的组织形态学特点。

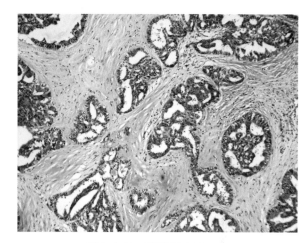

图 2-4-19　胰腺癌（10×）
肿瘤细胞呈腺管状结构排列，浸润性生长，细胞异型性明显

5. 简述肝硬化的病因、发病机制、分型及病理变化。

6. 简述肝硬化出现门脉高压症的原因及门脉高压症的临床表现。

7. 简述肝癌的肉眼类型和组织学类型。

8. 简述胰腺癌的病理变化和临床病理联系。

七、临床病理联系

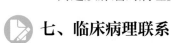

病 例 1

【病例摘要】　患者，男，41 岁，1 周前体检提示肝功能异常，转氨酶升高。患者 10 余年前体检发现为乙肝病毒携带者，肝功能正常，未行抗病毒治疗。患者无恶心、呕吐，无乏力、纳差，无腹胀等不适，未口服药物。精神、食欲、睡眠可，二便正常，体力无下降，体重无变化。体格检查：神清语明，皮肤黏膜无黄染，未见肝掌或蜘蛛痣，心、肺未闻及明显异常，腹部平坦。辅助检查：丙氨酸氨基转移酶 221 U/L，天冬氨酸氨基转移酶 167 U/L，总胆红素 17.9 μmol/L，白蛋

白 45 g/L，γ- 谷氨酰转肽酶 165 U/L，碱性磷酸酶 66 U/L；乙肝五项（HBsAg 定量）：乙型肝炎病毒表面抗原滴度 > 130.0 阳性（+）（IU/ml），乙型肝炎病毒 e 抗原 0.0990 阴性（-）（COI），抗乙型肝炎病毒 e 抗体 0.0022 阳性（+）（COI），抗乙型肝炎病毒核心抗体 0.0062 阳性（+）（COI）；HBV-DNA 测定 4.09×10^6 IU/ml。肝胆脾 B 超示：弥漫性肝病表现。临床诊断：肝功能异常，慢性病毒性肝炎乙型。

【病理检查】 粗针穿刺肝右叶标本。大体检查：灰褐色穿刺组织 1 条，长 1.6 cm，直径 0.2 cm。显微镜检查：小叶结构存在，汇管区轻度 - 中度扩大，中等量以淋巴细胞为主混合性炎症细胞浸润，局灶密集，见散在嗜酸性粒细胞，伴轻度界面炎，纤维组织轻度增生；肝实质点灶状坏死多见，并见凋亡小体，小叶中央区部分肝细胞大泡性脂变（约 10%）（图 2-4-20）。免疫组化检查：HBsAg（+）（图 2-4-21），HBcAg（1+ 浆核型）（图 2-4-22）。

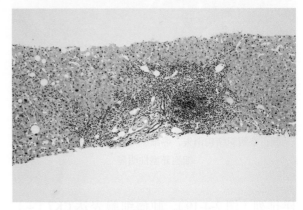

图 2-4-20　肝穿刺组织（10×）

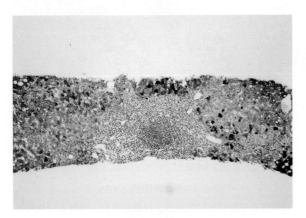

图 2-4-21　肝穿刺组织 HBsAg 免疫
组织化学染色

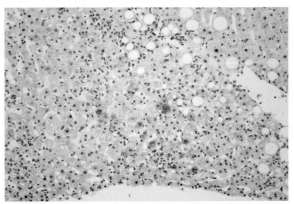

图 2-4-22　肝穿刺组织 HBcAg 免疫
组织化学染色

【病理诊断】 （肝穿）病毒性肝炎，乙型，慢性，轻度，G2，S1；轻度脂肪肝。

【问题】

1. 请在图片上标注主要病变。

2. 请列出诊断依据。

病 例 2

【病例摘要】 患者，男，71 岁。患者体检发现甲胎蛋白增高为 121.4 ng/ml，进一步查腹部彩超示：肝实质回声增粗；肝右叶实性占位；肝多发囊肿。

【病理检查】 肝部分切除术后肝标本。大体检查：肝右叶切除标本，大小 11 cm×7 cm×5 cm，被膜部分粗糙，切面可见一结节样肿物，大小 6 cm×6 cm×5 cm，肿物切面灰黄、质软，可见坏死，紧邻被膜（图 2-4-23）。镜下所见：肿瘤细胞被纤维组织分隔呈结节状，细胞呈假腺样、梁状排列，伴片状坏死（图 2-4-24）。肿瘤细胞呈多角形，胞质嗜酸性，细胞核空泡状，核仁明显（图 2-4-25）。免疫组化结果：肿瘤细胞表达 AFP、HepPar-1（肝细胞抗原）（图 2-4-26），CD34 显示毛细血管化（图 2-4-27），CD10 表达增加。

【病理诊断】　肝细胞癌，中分化。

【问题】

1. 请在图片上标注主要病变。

2. 请列出诊断依据。

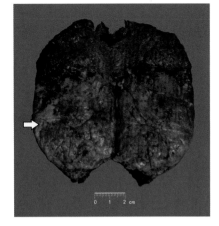

图 2-4-23　肝肿物

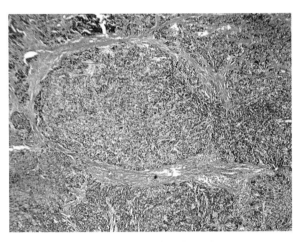

图 2-4-24　肝肿物（4×）

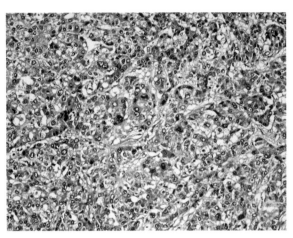

图 2-4-25　肝肿物（20×）

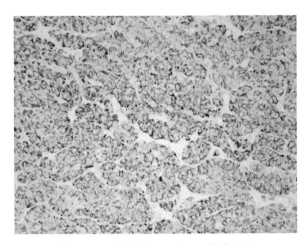

图 2-4-26　肝肿物 HepPar-1 免疫组织
化学染色（20×）

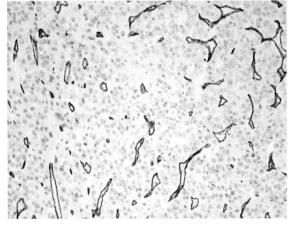

图 2-4-27　肝肿物 CD34 免疫组织化学染色（20×）

■ 附

1. AFP　甲胎蛋白，是由胎盘卵黄囊内胚层细胞、胎儿肝细胞及其肠道细胞合成的一种糖蛋白。成人肝中此蛋白含量低表达或不表达，但在肝细胞癌患者体内可特异性高表达。阳性部位：

细胞质。

2. HBcAg　乙肝病毒核心抗原，主要用于标记乙肝病毒感染的肝细胞。阳性部位：细胞核 / 细胞质。

3. HBsAg　乙肝病毒表面抗原，在感染乙肝病毒的肝细胞质中呈现弥漫着色。阳性部位：细胞质。

4. HepPar-1　又名 Hepatocyte paraffin-1，是肝细胞特异性标志物，大部分肝细胞癌患者体内呈阳性表达。阳性部位：细胞质。

5. CK7　一种低分子量角蛋白，主要用于标记腺上皮和尿路上皮细胞。CK7 阳性表达于胰腺癌、胆管癌、移行细胞癌等。阳性部位：细胞质。

6. CK20　分子量为 46 kD 的角蛋白，主要标记胃肠道上皮、移行上皮细胞和 Merkel 细胞。主要用于胃肠道腺癌、胰胆管腺癌、卵巢黏液性肿瘤等的诊断。阳性部位：细胞质。

（江　瑛　常　静　石　峰）

第五章　淋巴结疾病

数字资源

 一、实习目的

1. 掌握霍奇金淋巴瘤的病理分型和病变特征及临床病理联系，依据肉眼观察和镜下观察，能够准确描述其病变特点。

2. 掌握非霍奇金淋巴瘤（弥漫大 B 细胞淋巴瘤、滤泡性淋巴瘤、Burkitt 淋巴瘤、黏膜相关性淋巴瘤、NK/T 细胞淋巴瘤）的病理特征及临床病理联系，依据肉眼观察和镜下观察，能够准确描述其病变特点。

3. 了解部分非霍奇金淋巴瘤（浆细胞瘤、血管免疫母细胞性 T 细胞淋巴瘤、淋巴母细胞性淋巴瘤）的病理特征及临床病理联系。了解淋巴结反应性增生的常见原因及病变特点。

4. 自学部分见本章数字资源中相关内容。

二、实习内容

大体标本	切片标本
淋巴结转移癌	1. 慢性反应性淋巴结炎
	（1）淋巴滤泡增生
	（2）副皮质区增生
	2. 霍奇金淋巴瘤
	3. 弥漫大 B 细胞淋巴瘤
	4. 滤泡性淋巴瘤
	5. Burkitt 淋巴瘤
	6. 黏膜相关性淋巴瘤
	7. 浆细胞瘤
	8. NK/T 细胞淋巴瘤
	9. 血管免疫母细胞性 T 细胞淋巴瘤
	10. 淋巴母细胞性淋巴瘤

 三、正常组织大体观察及组织学观察

淋巴结

1. **大体观察**　淋巴结为圆形或椭圆形灰红色结节，一侧隆凸，另一侧凹陷，凹陷侧中央处为淋巴结门。与淋巴结凸侧相连的淋巴管为输入淋巴管，数目较多；出淋巴结门的淋巴管为输出淋巴管。淋巴结多成群分布，数目不恒定。

2. 组织学观察　淋巴结被膜由薄层较致密的结缔组织构成，被膜伸入实质，形成小梁；周围染色深的部分是皮质，中心染色浅的部分是髓质。皮质主要由浅层皮质、副皮质区和皮质淋巴窦构成；浅层皮质为 B 淋巴细胞分布区，由薄层弥散淋巴组织和淋巴小结（即淋巴滤泡）组成。淋巴小结中心的细胞核较大、浅染，核仁明显。淋巴滤泡生发中心的基部由胞质丰富的大淋巴细胞构成（即大中心母细胞；细胞大，染色质呈空泡状，1 ~ 3 个小核仁分布于近核膜的边缘，胞质少），嗜碱性强而着色深，形成暗区；生发中心的外侧着色浅，形成明区，由较多的中淋巴细胞、树突状细胞及巨噬细胞构成；生发中心的顶部及周围则由密集的小淋巴细胞构成深染的新月形小结帽（套区）。副皮质区为 T 淋巴细胞分布区。皮质淋巴窦是位于小梁和淋巴小结之间染色浅的区域。髓质由髓索（B 淋巴细胞分布）和髓窦构成。

📖 四、病变标本观察方法及注意事项

淋巴结的观察方法

1. 大体观察　淋巴结的数目、大小、形状、包膜、有无融合等情况，成群者注意相互间粘连情况；切面的颜色、均匀度、质地、包膜等情况；取材时取整个淋巴结短轴切面，附带周围结缔组织，互相粘连者包括粘连部位。

2. 组织学观察　按皮质、髓质的顺序依次观察滤泡情况、B 淋巴细胞分布区和 T 淋巴细胞分布区淋巴细胞数目有无异常、有无异型淋巴细胞出现，有无肉芽肿样结构等。肿瘤性增生的淋巴细胞形态类似于 B 细胞和 T 细胞分化过程中某个阶段的淋巴细胞的形态和免疫表型。

👤 五、病变标本大体观察及组织学观察

1. 淋巴结转移癌　手术切除的一组 10 个肿大的肠系膜淋巴结标本，最小者约 0.4 cm×0.6 cm×0.3 cm，最大者约 1.9 cm×1.9 cm×1.9 cm，最大的淋巴结切面可见一直径约 1 cm 的瓷白色结节，结节中央可见 0.4 cm 的坏死区域（图 2-5-1）。

2. 慢性反应性淋巴结炎（chronic reactive lymphadenitis）

（1）淋巴滤泡增生

1）低倍镜：淋巴结皮质及髓质滤泡数量增多，大小不等，部分生发中心扩大（图 2-5-2）。

2）高倍镜：生发中心扩大、细胞成分多样，生发中心周围套区细胞围绕，生发中心 Bcl-2（−）（图 2-5-3）。

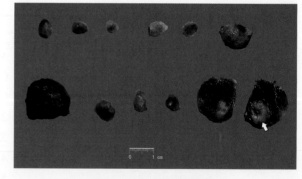

图 2-5-1　淋巴结转移癌
淋巴结切面可见一直径约 1 cm 的瓷白色结节，即为转移癌
（如箭头所示）

3）诊断要点：淋巴滤泡增大，数量增多，生发中心扩大，细胞成分多样，Bcl-2（−）。

（2）副皮质区增生

1）低倍镜：淋巴滤泡分布正常，副皮质区明显增宽，细胞密度增大（图 2-5-4）。

2）高倍镜：副皮质区增宽，可见活化的免疫母细胞：体积大，核圆，可见核仁，染色质呈块状，胞质丰富略嗜碱性。可见核碎片、血管内皮增生、淋巴窦扩张（图 2-5-5）。

3）诊断要点：副皮质区增宽，可见活化的免疫母细胞。

3. 霍奇金淋巴瘤（Hodgkin's lymphoma）

（1）低倍镜：霍奇金淋巴瘤分为结节性淋巴细胞为主型和经典型两大类。经典型霍奇金淋巴瘤又分为结节硬化型、富于淋巴细胞型、混合细胞型、淋巴细胞减少型 4 种亚型。

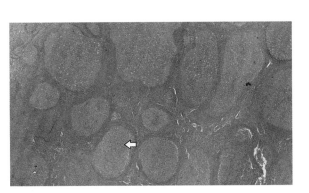

图 2-5-2 淋巴滤泡增生（4×）

淋巴滤泡大小不等，部分生发中心扩大（如箭头所示）

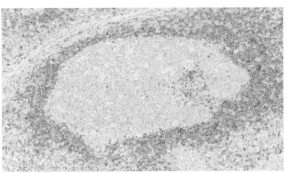

图 2-5-3 淋巴滤泡增生（20×）

生发中心周围套区细胞围绕，生发中心 Bcl-2（-）

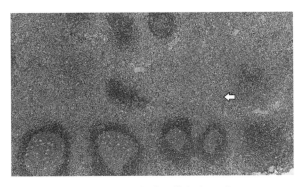

图 2-5-4 副皮质区增生（4×）

副皮质区增宽（如箭头所示）

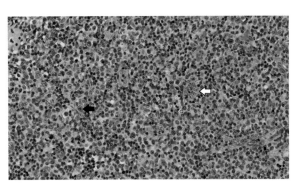

图 2-5-5 副皮质区增生（40×）

活化的免疫母细胞（如黑箭头所示），血管内皮增生（如白箭头所示）

（2）高倍镜：混合性的炎症细胞为主的背景，其间散在数量不等、形态不一的肿瘤细胞。结节性淋巴细胞为主型表现为结节排列拥挤，出现"爆米花"样细胞（图 2-5-6）。经典型出现特征性的 RS 细胞（图 2-5-7）。其中结节硬化型出现陷窝细胞，胶原束将淋巴组织分割成境界清楚的结节；混合细胞型可见大量典型 RS 细胞分布于小淋巴细胞和组织细胞间；富于淋巴细胞型有大量反应性小淋巴细胞增生，典型 RS 细胞很少；淋巴细胞减少型为淋巴细胞数量减少而 RS 细胞相对较多。

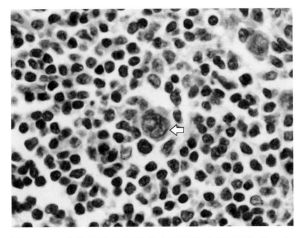

图 2-5-6 结节性淋巴细胞为主型霍奇金淋巴瘤（40×）

结节性淋巴细胞为主型霍奇金淋巴瘤的"爆米花"样细胞（如箭头所示）

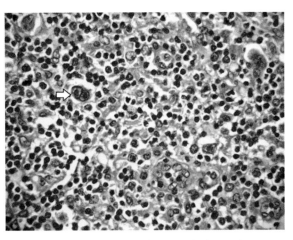

图 2-5-7 经典型霍奇金淋巴瘤（40×）

诊断性的 RS 细胞（如箭头所示）

（3）诊断要点：瘤组织成分多样化，出现特征性的 RS 细胞或"爆米花"样细胞，伴有多种炎症细胞浸润和不同程度的纤维化。

4. 弥漫大 B 细胞淋巴瘤（diffuse large B cell lymphoma）

（1）低倍镜：正常淋巴结或结外组织的淋巴结构被破坏，被肿瘤细胞弥漫浸润所取代，肿瘤细胞形态较一致。

（2）高倍镜：肿瘤细胞体积中等或较大，胞质较丰富，粉染。核类圆或不规则，粗颗粒状，可见核仁和核分裂象（图 2-5-8）。

（3）诊断要点：肿瘤细胞形态较一致，体积中等偏大，异型明显。

5. 滤泡性淋巴瘤（follicular lymphoma）

（1）低倍镜：正常淋巴结结构被破坏，可见大量滤泡样结构。滤泡样结构大小不一，部分融合，周围缺乏套区（图 2-5-9）。

（2）高倍镜：肿瘤细胞体积中等偏小，部分细胞体积偏大，胞质较少，淡染。核类圆形或不规则，粗颗粒状（图 2-5-10）。

（3）诊断要点：缺乏套区的滤泡样结构，Bcl-2（＋）。

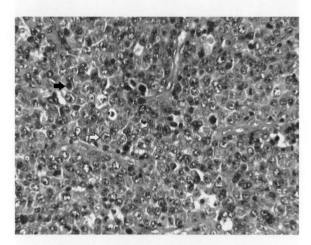

图 2-5-8　弥漫大 B 细胞淋巴瘤（40×）

肿瘤细胞核仁（如白箭头所示）和病理性核分裂象（如黑箭头所示）

图 2-5-9　滤泡性淋巴瘤（10×）

淋巴结可见大量大小不一的滤泡样结构，部分融合，周围缺乏套区

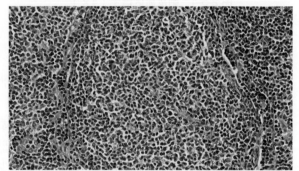

图 2-5-10　滤泡性淋巴瘤（40×）

肿瘤细胞胞质较少，淡染。核呈粗颗粒状

6. Burkitt 淋巴瘤（Burkitt lymphoma）

（1）低倍镜：正常淋巴结结构被破坏，被膜增厚，肿瘤细胞弥漫浸润可至被膜。细胞形态较一致。

（2）高倍镜：肿瘤细胞体积中等，胞质较少。核圆或卵圆形，核内可见 2～4 个小核仁，染色质粗糙，核分裂象易见。瘤细胞之间散在分布着胞质丰富而透亮的反应性巨噬细胞，形成"满天星"图像，胞质内有被吞噬的细胞核碎片（图 2-5-11）。

（3）诊断要点："满天星"图像。

7. 结外边缘区淋巴瘤 / 黏膜相关淋巴组织淋巴瘤（extranodal marginal zone lymphoma，MZL/mucosa associated lymphoid tissue lymphoma，MALT lymphoma）

（1）低倍镜：胃黏膜组织结构被破坏，可见淋巴样细胞弥漫增生。

（2）高倍镜：肿瘤细胞形态较一致，体积中等偏小，胞质较少。核形不规则，染色深。可见

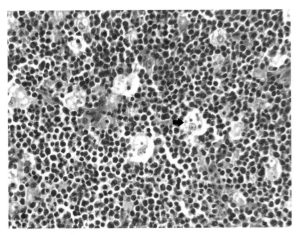

图 2-5-11 Burkitt 淋巴瘤（40×）

Burkitt 淋巴瘤"满天星"图像，巨噬细胞胞质内吞噬的细胞核碎片（如箭头所示）

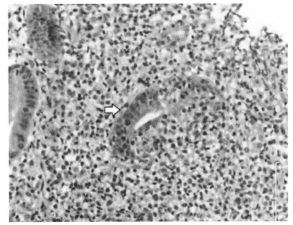

图 2-5-12 结外边缘区黏膜相关淋巴组织边缘区淋巴瘤 / 黏膜相关性淋巴瘤（40×）

MALT 淋巴瘤的淋巴上皮病变（如箭头所示）

淋巴上皮病变（图 2-5-12）。

（3）诊断要点：病变累及黏膜或腺体，可见淋巴上皮病变。

8. 浆细胞瘤（plasmacytoma）

（1）低倍镜：骨组织被破坏，其间可见大量浆细胞样细胞浸润。

（2）高倍镜：肿瘤细胞胞质嗜碱性，核偏于一侧，可见核分裂象（图 2-5-13）。

（3）诊断要点：分化不成熟的浆细胞大量增生浸润。

9. NK/T 细胞淋巴瘤（NK/T cell lymphoma）

（1）低倍镜：组织结构被破坏，可见凝固性坏死和大量淋巴样细胞浸润（图 2-5-14）。

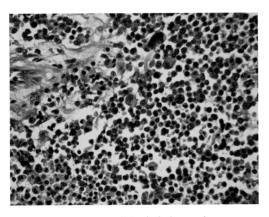

图 2-5-13 浆细胞瘤（40×）

肿瘤细胞胞质嗜碱性，核偏于一侧

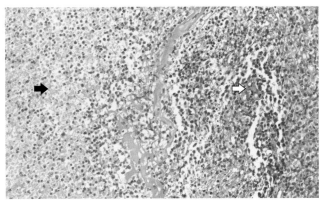

图 2-5-14 NK/T 细胞淋巴瘤（20×）

组织结构被破坏，可见凝固性坏死（如黑箭头所示），瘤细胞浸润血管壁（如白箭头所示）

（2）高倍镜：瘤细胞弥漫分布，大小不等，形态多样，胞核形态不规则，核深染，核仁不明显或有 1 ~ 2 个小核仁。瘤细胞浸润血管壁，还可见大量的反应性炎症细胞。

（3）诊断要点：凝固性坏死及血管中心性生长，肿瘤细胞多形性，大量炎症细胞背景。

10. 血管免疫母细胞性 T 细胞淋巴瘤（angioimmunblastic T cell lymphoma）

（1）低倍镜：正常淋巴结结构被破坏，肿瘤细胞浸润周围脂肪组织。

（2）高倍镜：肿瘤细胞分布在小静脉旁，体积中等、胞质淡染或透明，胞膜清楚，细胞异型性明显，可见反应性炎症细胞（图 2-5-15）。

（3）诊断要点：多形性肿瘤细胞伴有明显的高内皮小静脉增生。

11. 淋巴母细胞性淋巴瘤（lymphoblastic lymphoma）

（1）低倍镜：正常淋巴结结构被破坏，肿瘤细胞浸润被膜及结外组织。

（2）高倍镜：瘤细胞体积偏小，胞质少，核染色质均匀、淡染，部分细胞可见小核仁，可见核分裂象（图 2-5-16）。

（3）诊断要点：瘤细胞弥漫浸润，体积小，核均质、淡染，可见核分裂象。

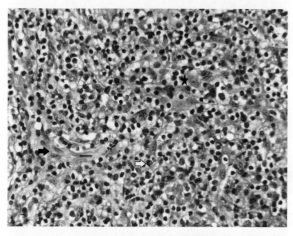

图 2-5-15　血管免疫母细胞性 T 细胞淋巴瘤（40×）
肿瘤细胞分布在小静脉旁（如黑箭头所示），胞质透明的肿瘤细胞（如星号所示），反应性炎症细胞（如白箭头所示）

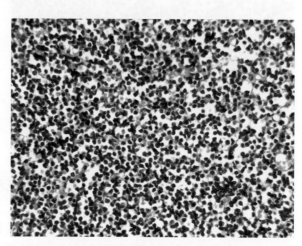

图 2-5-16　淋巴母细胞性淋巴瘤（40×）
瘤细胞体积偏小，胞质少，核染色质均匀、淡染

六、思考题

1. 简述霍奇金淋巴瘤的类型和病变特点。
2. 简述弥漫性大 B 细胞淋巴瘤的病变特点。
3. 简述滤泡性淋巴瘤的病变特点。
4. 简述 Burkitt 淋巴瘤的病变特点。
5. 简述 MALT 淋巴瘤的病变特点。
6. 简述浆细胞骨髓瘤的病变特点。

七、临床病理联系

病 例 1

【病例摘要】　患者，男，56 岁。胃部不适伴体重减轻 6 个月。胃镜检查提示，胃体、胃角、胃窦前壁多发溃疡型肿物，表面污秽，周围黏膜充血、隆起，质地硬，弹性差（图 2-5-17）。

【病理检查】　胃镜活检标本。显微镜检查：胃黏膜组织结构被破坏，可见淋巴样细胞弥漫增生。细胞形态较一致，体积较大，胞质丰富，粉染，核类圆形或不规则，粗颗粒状，异型性明显，可见核仁和核分裂象（图 2-5-18），

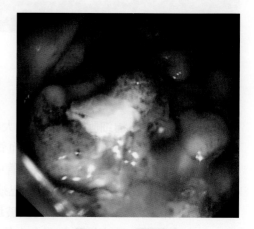

图 2-5-17　胃镜图片

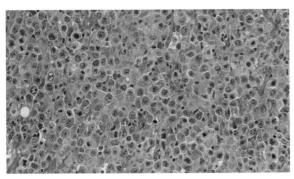

图 2-5-18　胃镜标本（40×）

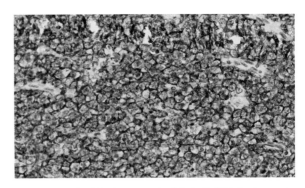

图 2-5-19　胃镜标本 CD20 免疫组织化学染色（40×）

CD20（弥漫 +）（图 2-5-19），Ki67 指数（约 50%+）。

【病理诊断】（胃）弥漫大 B 细胞淋巴瘤。

【问题】

1. 请在图片上标注主要病变。

2. 请列出诊断依据。

病 例 2

【病例摘要】　患者，女，71 岁。自诉无明显诱因出现右颈部肿物 1 个月，逐渐增大，伴轻微压痛，伴吞咽异物感，无红肿破溃，无声嘶，无呛咳。行颌面部 CT 平扫 + 双期增强，提示：1.右侧颌下区、颈动脉前外侧软组织肿物，及右侧颈Ⅱ区肿大淋巴结，性质待查；2.右侧腭扁桃体增大并口咽右侧壁软组织增厚。

【病理检查】　颈部淋巴结切除标本。显微镜检查：正常淋巴结结构被破坏，可见大量滤泡样结构。滤泡大小不一，部分融合，缺乏套区。高倍镜：肿瘤细胞体积中等偏小，部分细胞体积偏大，胞质较少，淡染。核类圆或不规则，粗颗粒状，部分细胞可见核仁，核分裂象可见。免疫组化结果：Bcl-2（+），CD20（弥漫 +），CD3（散在 +），Ki67（约 30%+），CD10（+），Bcl-6（+），C-myc（约 30%+），PAX-5（部分 +），CD30（肿瘤细胞 +）。原位杂交结果：EBER（-）（图 2-5-20，图 2-5-21）。

【病理诊断】　滤泡性淋巴瘤。

【问题】

1. 请在图片上标注主要病变。

2. 请列出诊断依据。

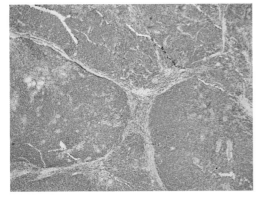

图 2-5-20　颈部肿物 Bcl-2 免疫组织化学染色（20×）

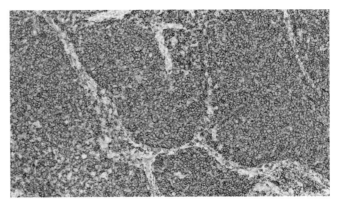

图 2-5-21　颈部肿物 CD20 免疫组织化学染色（20×）

病 例 3

【病例摘要】 患者，女，66岁。患者7年前出现上腹痛，胃镜检查结果提示胃角0.6 cm不规则深溃疡，表面糜烂覆白苔，边缘不规则隆起，组织硬脆易出血，考虑胃溃疡（Borrmann Ⅱ），病理提示慢性炎症。后多次复查胃镜均提示胃溃疡恶变可能，病理提示活动性慢性炎症伴淋巴组织增生，长期口服质子泵抑制剂。胃镜示：胃体下段小弯侧近胃角处可见一直径约1.2 cm深至体窦交界部后壁溃疡，可见黏膜皱襞集中、中断，表面粗糙、充血，部分黏膜变薄，可透见黏膜下血管，考虑诊断：胃溃疡性病变。

【病理检查】 胃镜活检标本。显微镜下可见胃黏膜组织结构被破坏，可见淋巴样细胞弥漫增生累及腺体。细胞形态较一致，体积小，胞质少，核形不规则，粗颗粒状，可见淋巴上皮病变。免疫组化结果：CD20（弥漫＋），CD3（少量＋），Ki67（约10%＋），CD10（生发中心＋），Bcl-6（生发中心＋），Bcl-2（生发中心－），CD43（＋），CK（上皮＋，显示淋巴上皮病变）（图2-5-22，图2-5-23，图2-5-24）。

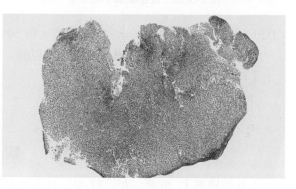

图2-5-22　胃镜标本（2.5×）

【病理诊断】 MALT淋巴瘤。

【问题】

1. 请在图片上标注主要病变。

2. 请列出诊断依据。

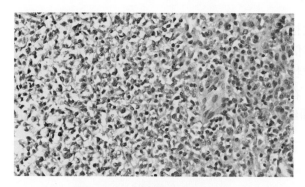

图2-5-23　胃镜标本（40×）

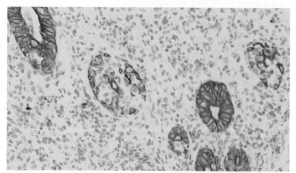

图2-5-24　胃镜标本CK免疫组织化学染色（40×）

病 例 4

【病例摘要】 患儿，男，5岁。腹痛伴检查发现肠套叠2周。

【病理检查】 小肠切除标本。显微镜检查：小肠结构被破坏，被膜增厚，肿瘤细胞中等大小。胞质少，染色质粗糙，可见核仁。肿瘤细胞弥漫浸润至被膜。瘤细胞之间散在分布着胞质丰富而透亮的反应性巨噬细胞瘤细胞，形成满天星现象。原位杂交结果：EBER（＋）。FISH检测：MYC基因断裂检测探针。共计数200个细胞，病变组织内可见70%异常一黄一红一绿或两红两绿的异常断裂信号（此探针在正常细胞内的信号模式为两黄）（图2-5-25，图2-5-26，图2-5-27）。

【病理诊断】 Burkitt淋巴瘤。

【问题】

1. 请在图片上标注主要病变。

2. 请列出诊断依据。

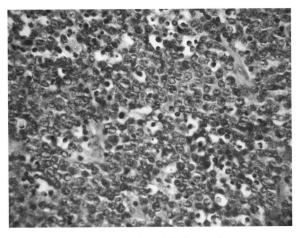

图 2-5-25　小肠肿物（40×）

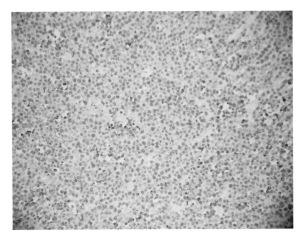

图 2-5-26　小肠肿物 EBER 原位杂交（20×）

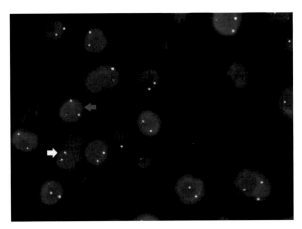

图 2-5-27　小肠肿物 C-MYC 基因断裂检测（FISH）

（40×）

■ 附

1. Bcl2　细胞凋亡蛋白家族成员，是线粒体内膜蛋白。主要表达于套区的小 B 淋巴细胞和部分 T 细胞。主要用于滤泡性淋巴瘤的诊断与鉴别诊断。阳性部位：细胞膜 / 细胞质。

2. Bcl6　一种转录抑制因子，可影响淋巴滤泡生发中心 B 淋巴细胞的反应和增生。主要表达于正常滤泡生发中心 B 细胞及其相关的淋巴瘤、部分正常 T 细胞。在滤泡性淋巴瘤、弥漫大 B 细胞淋巴瘤、Burkitt 淋巴瘤、结节性淋巴细胞为主型霍奇金淋巴瘤、血管免疫母细胞 T 细胞淋巴瘤中可阳性表达。阳性部位：细胞核。

3. CD20　主要分布于 B 细胞，为正常 B 细胞的特异性标记。主要用于淋巴瘤的分类。阳性部位：细胞膜。

4. CD10　一种糖蛋白，为滤泡中心细胞标记物。可用于滤泡性淋巴瘤、淋巴母细胞淋巴瘤、Burkitt 淋巴瘤、弥漫大 B 细胞淋巴瘤、血管免疫母细胞 T 细胞淋巴瘤等的诊断及鉴别诊断。也可用于子宫内膜间质肉瘤、恶性黑色素瘤和肾细胞癌的诊断。阳性部位：细胞质 / 细胞膜。

5. CD43　一种跨膜糖蛋白。主要表达于 T 细胞、髓系细胞、巨噬细胞和浆细胞。正常 B 细胞和反应性 B 细胞不表达。用于淋巴瘤的诊断和分型。阳性部位：细胞膜。

6. CD3　T 细胞的主要标记。主要用于 T 细胞淋巴瘤的诊断。阳性部位：细胞膜。

7. CD30　一种跨膜糖蛋白，在淋巴细胞活化中起作用。表达于霍奇金淋巴瘤中的 RS 细胞、活化的 T/B 细胞、EB 病毒感染的细胞。主要用于淋巴瘤的诊断与鉴别诊断。阳性部位：细胞膜 / 细胞质。

8. C-myc　原癌基因 *c-myc* 的蛋白表达产物，定位于细胞核，与细胞增殖和分化密切相关，在多种类型的细胞中均有表达。主要用于 Burkitt 淋巴瘤、弥漫大 B 细胞淋巴瘤等的诊断与预后判断。阳性部位：细胞核。

9. PAX5　PAX 核转录因子家族成员之一，位于染色体 9p13，编码 B 细胞特异性激活蛋白。主要表达于 B 细胞，用于淋巴瘤的诊断。阳性部位：细胞核。

10. EBER　EB 病毒编码的 RNA，主要用于检测组织的 EB 病毒感染细胞。阳性部位：细胞核。

11. *MYC* 基因　位于染色体 8q24。异常的 *C-myc* 基因有多种表现形式，包括突变、易位、异常扩增等。*C-myc* 基因易位是 Burkitt 淋巴瘤的特征性改变，Burkitt 淋巴瘤时常检测出 *C-myc* 基因的易位 t(8;14)（q24;q32），促使了 *MYC* 基因过度表达。弥漫大 B 细胞淋巴瘤也可存在 *C-myc* 基因易位。

（史秦峰　张燕林）

第六章 肾、膀胱、前列腺疾病

数字资源

 一、实习目的

1. 掌握原发性肾小球疾病和肾盂肾炎的病理变化及临床病理联系。依据肉眼观察和镜下观察，能够准确描述新月体性肾小球肾炎、慢性肾小球肾炎、肾盂肾炎的病变特点。

2. 掌握肾细胞癌和膀胱癌的病理变化及临床病理联系。依据肉眼观察和镜下观察，能够准确描述肾细胞癌和膀胱癌的病变特点。

3. 熟悉前列腺癌的病理变化和临床病理联系。

4. 自学部分见本章数字资源中相关内容。

 二、实习内容

大体标本	切片标本
1. 慢性肾小球肾炎	1. 新月体性肾小球肾炎
2. 慢性肾盂肾炎急性发作	2. 肾透明细胞癌
3. 肾细胞癌	3. 膀胱尿路上皮癌
4. 膀胱尿路上皮癌	4. 前列腺增生
5. 前列腺癌	5. 前列腺癌

✓ 三、正常组织大体观察及组织学观察

（一）膀胱

1. 大体观察　膀胱位于盆腔、腹膜外，属于肌性囊状器官，正常成人膀胱平均容量为 300 ~ 500 ml，最大容量可达 800 ml，分为尖、底、体和颈 4 部分。其形状、大小、位置和壁的厚度随尿液的充盈程度、年龄和性别不同而异。在膀胱底的内面，两侧输尿管口与尿道内口之间的三角形区域，为膀胱三角，此区黏膜与肌层紧密相连，缺少黏膜下层组织，是膀胱结核和肿瘤的好发部位。

2. 组织学观察　尿路上皮为移行上皮，膀胱空虚时尿路上皮有 8 ~ 10 层细胞，表层伞细胞大，呈矩形；充盈时尿路上皮会变薄，仅 3 ~ 4 层细胞，伞细胞略扁。固有层含较多弹性纤维。肌层厚，包括内纵、中环、外纵三层，各层平滑肌纤维相互交错。外膜除了膀胱顶部为浆膜外，多为疏松结缔组织。

（二）前列腺

1. 大体观察　前列腺呈板栗形，为环绕于尿道起始段的肌性囊状器官，前、后面借脂肪及疏松结缔组织分别与耻骨联合和直肠前壁相连。前列腺实质由腺组织和肌性纤维组织构成，表面包

有筋膜，可分为5叶：前叶、中叶、后叶及两个侧叶。

2. 组织学观察　镜下前列腺实质主要由30～50个复管泡状腺组成，有15～30条导管开口于尿道精阜的两侧。腺分泌部由单层立方、单层柱状及假复层柱状上皮构成，故腺腔很不规则。腔内可见圆形嗜酸性分泌物，钙化后形成前列腺石。

四、病变标本观察方法及注意事项

（一）肾
详见第一部分第一章"细胞和组织的适应、损伤与修复"的描述。

（二）膀胱
1. 大体观察　颜色、硬度、色泽；注意有无形状上的异常；表面是否平滑；有无局限性病灶及病灶的特点。剖开后注意膀胱黏膜的状态，有无充血、糜烂及肿物；尤其是膀胱三角区有无异常病灶。

2. 组织学观察　注意尿路上皮的层次，细胞大小、形态，有无异型性，病变浸润深度；间质有无炎症细胞浸润、纤维组织增生。

（三）前列腺
1. 大体观察　颜色、硬度、色泽；注意有无萎缩或肥大；有无形状上的异常；表面是否平滑；切面注意有无局限性病灶及病灶的特点。

2. 组织学观察　注意腺体数量及腺上皮细胞形态，必要时辅以免疫组织化学染色；间质有无炎症细胞浸润、纤维组织增生。

五、病变标本大体观察及组织学观察

（一）大体观察

1. 慢性肾小球肾炎（chronic glomerulonephritis）　标本为肾。肾体积明显减小，色苍白，质地硬，表面呈细颗粒状，又名颗粒性固缩肾。切面皮质变薄，皮髓质界限不清。肾小动脉硬化，管壁增厚（图2-6-1）。

2. 慢性肾盂肾炎急性发作（acute outbreak of chronic pyelonephritis）　标本为肾。肾体积增大，表面有大而不规则的凹陷性瘢痕，并有散在、稍隆起的黄白色脓肿。切面皮髓质界限不清，肾乳头萎缩，肾盂肾盏扩张、变形，肾盂黏膜增厚、粗糙，表面有脓性渗出物（图2-6-2）。

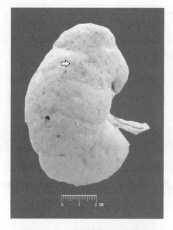 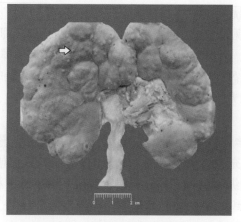

图2-6-1　慢性肾小球肾炎　　　　　图2-6-2　慢性肾盂肾炎急性发作
肾体积缩小，表面呈细颗粒状　　　肾体积增大，表面不规则的凹陷性瘢痕及散在
（如箭头所示）　　　　　　　　的黄白色脓肿（如箭头所示）

3. 肾细胞癌（renal cell carcinoma）　标本为肾。已沿肾门部剖开，肾周有脂肪囊包被。肿瘤位于肾上极，圆形，切面实性，质地中等，灰黄色、灰白色和红棕色，呈多彩状，与周围组织之间界限较明显，肉眼观累及肾被膜（图 2-6-3）。

4. 膀胱尿路上皮癌（uroepithelial carcinoma of bladder）　标本为膀胱。膀胱体积增大，壁增厚。膀胱内可见蕈伞状肿物，灰白色，其表面有明显的出血和溃疡。切面肿瘤向膀胱壁内呈浸润性生长（图 2-6-4）。

5. 前列腺癌（prostatic cancer）　标本为前列腺及双侧精囊腺组织。前列腺增大，表面结节状，质地变硬。切开后可见切面灰白色肿瘤组织呈浸润性生长（图 2-6-5）。

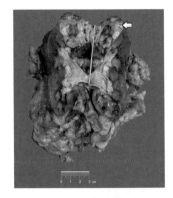 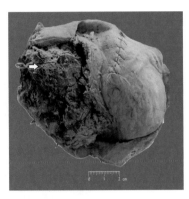 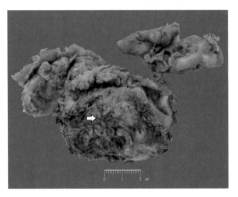

图 2-6-3　肾细胞癌
肾上极实性肿瘤，多彩状，累及肾被膜（如箭头所示）

图 2-6-4　膀胱尿路上皮癌
膀胱内蕈伞状肿物，表面有出血和溃疡（如箭头所示）

图 2-6-5　前列腺癌
前列腺增大，表面结节状（如箭头所示）

（二）组织学观察

1. 快速进行性肾小球肾炎（rapidly progressive glomerulonephritis，RPGN）（又称为新月体性肾小球肾炎，crescentic glomerulonephritis，CrGN）

（1）低倍镜：镜下可见肾组织（肾小球、肾小管）。大多数肾小球囊腔内可见新月体和环状体形成，部分肾小球正常。

（2）高倍镜：肾小球囊壁层上皮细胞增生，形成半月形结构，其中可见扁平、相互平行排列的上皮细胞及少量单核细胞——细胞性新月体；有的增生的上皮细胞围绕整个毛细血管丛周围——环状体。部分毛细血管丛发生纤维素样坏死。肾小管上皮细胞出现水肿，腔内可见蛋白管型。间质中有少量淋巴细胞及单核细胞浸润。

（3）诊断要点：大部分肾小球内有新月体形成；新月体主要由肾小球囊壁层上皮细胞增生和渗出的单核细胞组成（图 2-6-6）。

2. 肾透明细胞癌（renal clear cell carcinoma）

（1）低倍镜：镜下可见正常的肾组织和肿瘤组织。癌细胞排列呈片状、腺管状或条索状，间质少，血管丰富。

（2）高倍镜：癌细胞体积大，呈立方形、圆形或多边形，轮廓清楚，胞质淡染透明或为红染颗粒状，细胞核小，位于细胞的中央或边缘。

（3）诊断要点：癌细胞排列呈片状、腺管状或条索状，主要由透明细胞组成，血管丰富（图 2-6-7）。

3. 膀胱尿路上皮癌，高级别（uroepithelial carcinoma of bladder，high grade）

（1）低倍镜：镜下可见肿瘤细胞巢片状排列，浸润性生长，细胞异型性明显，可见多灶坏死。

（2）高倍镜：癌细胞体积大，胞质淡染，异型性明显，可见核仁及病理性核分裂象。

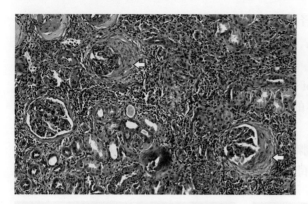

图 2-6-6　快速进行性（新月体性）肾小球肾炎（20×）

肾小球内新月体形成（如箭头所示）

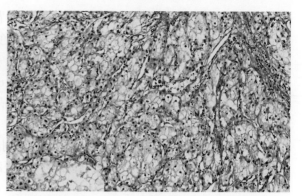

图 2-6-7　肾透明细胞癌（20×）

癌细胞排列呈片状、腺管状或条索状，血管丰富

（3）诊断要点：肿瘤呈浸润性生长，癌细胞呈巢片状排列，细胞异型性明显，可见核仁（图 2-6-8）。

4. 前列腺增生（prostatic hyperplasia）

（1）低倍镜：镜下可见增生的前列腺腺体和纤维结缔组织。

（2）高倍镜：腺体的管腔上皮由两层细胞构成，内层细胞呈柱状，外层细胞呈立方或扁平状。周围有完整的基膜包绕，纤维结缔组织增生明显。

（3）诊断要点：腺体增生，腺体上皮由两层细胞构成（图 2-6-9）。

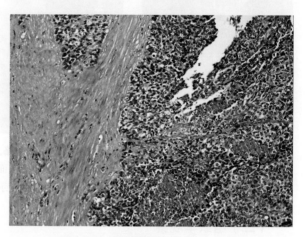

图 2-6-8　膀胱尿路上皮癌（20×）

癌细胞浸润性生长呈巢片状排列，可见核仁

5. 前列腺癌（prostatic cancer）

（1）低倍镜：腺体增生，排列拥挤，可见“背靠背”现象，腺体周围可见纤维结缔组织包绕。

（2）高倍镜：腺体上皮由单层细胞构成，基膜不完整，肿瘤细胞较大，胞质丰富淡染，细胞异型性明显，核仁显著。

（3）诊断要点：肿瘤细胞腺样排列，基底层细胞消失，肿瘤细胞有异型性，核仁明显（图 2-6-10）。

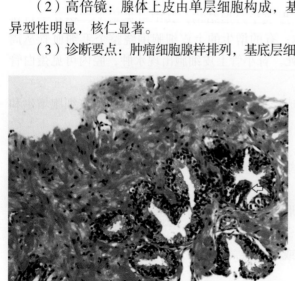

图 2-6-9　前列腺增生（20×）

增生的前列腺腺体上皮由两层细胞构成（如箭头所示）

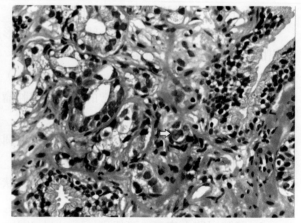

图 2-6-10　前列腺癌（40×）

肿瘤细胞腺样排列，由单层细胞构成，肿瘤细胞有明显异型性，核仁明显（如箭头所示）

六、思考题

1. 简述肾小球肾炎的病变特点（包括病理类型、光镜、免疫荧光、电镜下的病变特点）和发病机制及临床病理联系。

2. 急性肾小球肾炎和急性肾盂肾炎的发病机制、病理变化和临床表现有何不同？

3. 两种不同感染途径所引发的急性肾盂肾炎肉眼和镜下改变有何不同？

4. 高血压固缩肾、动脉粥样硬化固缩肾、慢性肾小球肾炎固缩肾、慢性肾盂肾炎固缩肾肉眼和镜下改变有何不同？

5. 简述肾细胞癌的组织学分类。

6. 简述尿路上皮癌的诊断要点。

7. 如何鉴别前列腺增生和前列腺癌？

8. 一名60岁的男性患者出现无痛性血尿，请列举至少3种可能的疾病，并简要描述其病理改变。

七、临床病理联系

病 例 1

【病例摘要】　患者，男，35岁，因发现右肾肿物1年余就诊。CT显示右肾中部及下极肿物，考虑恶性，透明细胞癌可能大，病变后缘与邻近腰方肌分界欠清；B超显示右肾中低回声占位，大小约3.9 cm×4.0 cm，边界清，规则，周围及内部可见血流信号。临床诊断：肾恶性肿瘤？

【病理检查】　大体检查：右肾根治切除术后标本。肾大小120 mm×70 mm×50 mm，输尿管长48 mm，周径9 mm，输尿管未见明显病变。肾被膜容易剥离。肾切面可见肾皮质厚3 mm，髓质厚5 mm，于肾中极紧邻肾被膜见一五彩样肿物（大小65 mm×35 mm×32 mm），肿物切面多房囊性，未侵及肾盂及肾窦脂肪。肾门部未触及肿大淋巴结，脉管内未见瘤栓。显微镜检查：HE染色所见，肿瘤细胞局限于肾实质，呈巢片状、条索样、腺样排列，细胞胞质透明，核仁不明显，间质少，毛细血管较丰富（图2-6-11）。未侵透肾被膜，未侵犯肾窦脂肪，未侵犯肾盂黏膜。免疫组化检查：CK（+）、Vim（+）、CD10（+）（图2-6-12）。

【病理诊断】　（右）肾透明细胞性肾细胞癌（WHO/ISUP分级：2级）。

【问题】

1. 请在图片上标注主要病变。

2. 请列出诊断依据。

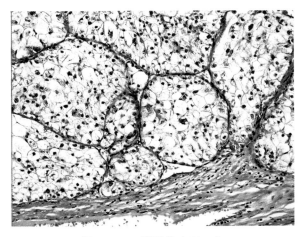

图 2-6-11　肾肿物（40×）

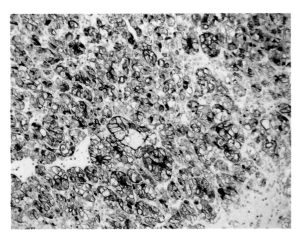

图 2-6-12　肾肿物 CD10免疫组织化学染色（40×）

病例 2

【病例摘要】 患者，男，56 岁，因膀胱恶性肿瘤 10 年、复发 1 周就诊。患者 10 年前曾因膀胱恶性肿瘤行经尿道膀胱肿瘤电切术，病理示膀胱尿路上皮癌，术后定期膀胱灌注化疗。后复发 3 次，均行膀胱肿瘤电切手术治疗。病理检查示（膀胱肿瘤）低级别乳头状尿路上皮癌，伴内翻性生长，未见明确肌层浸润。1 周前复查泌尿系彩超再次发现膀胱内实性占位，无明显尿频、尿急及尿痛，无肉眼血尿。以"膀胱肿瘤复发"收住入院。入院查体：体温 36.5℃，脉搏 74 次 / 分，呼吸 18 次 / 分，血压 140/90 mmHg。身高 170 cm，体重 85 kg。精神尚可，查体无特殊。实验室及辅助检查：HGB 144 g/L，RBC 4.55×10^{12}/L，WBC 6.07×10^{9}/L，中性粒细胞占比 64.1%，白蛋白 38.2 g/L，钾 3.9 mmol/L。CT 提示：膀胱前壁不均匀增厚伴多发结节、肿块，考虑膀胱癌可能大。B 超显示：膀胱前壁见低回声，大小约 3.7 cm×3.3 cm×2 cm，形状不规则，内见多发点状强回声，可见血流信号。

【病理检查】 大体检查：（膀胱肿瘤）灰白碎组织一堆，直径 10 mm。显微镜检查：HE 染色所见，肿瘤细胞呈巢片状排列，浸润性生长，浸润至肌层及周围脂肪组织。细胞异型性较大，核仁明显，可见病理性核分裂象（图 2-6-13）。免疫组化结果：CK7（＋），P63（＋）（图 2-6-14）。

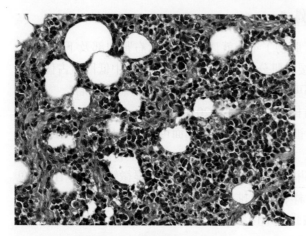

图 2-6-13　膀胱肿物（40×）

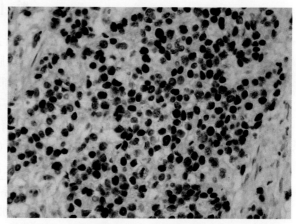

图 2-6-14　膀胱肿物 P63 免疫组织化学染色（40×）

【病理诊断】（膀胱）浸润性尿路上皮癌。

【问题】

1. 请在图片上标注主要病变。

2. 请列出诊断依据。

■ 附

Vimentin：波形蛋白，是一种中间丝蛋白，分子量为 57 kD，主要分布于间叶细胞及其起源的肿瘤。阳性部位：细胞质。

（刘玉婷）

第七章　子宫、卵巢、乳腺疾病

数字资源

一、实习目的

1. 掌握子宫颈癌、葡萄胎、侵蚀性葡萄胎、绒毛膜上皮癌、乳腺癌的基本病理变化和临床病理联系。依据肉眼观察和镜下观察，能够准确描述子宫颈癌、葡萄胎、侵蚀性葡萄胎、绒毛膜上皮癌、乳腺癌的病变特征。

2. 了解子宫平滑肌瘤、子宫内膜癌、卵巢囊性病变的基本病理变化和临床病理联系。

3. 自学部分见本章数字资源中相关内容。

二、实习内容

大体标本	切片标本
1. 子宫平滑肌瘤	1. 子宫平滑肌瘤
2. 子宫颈癌	2. 子宫颈高级别鳞状上皮内病变（原位癌）
3. 子宫内膜癌	3. 子宫颈浸润性鳞状细胞癌
4. 葡萄胎	4. 高分化子宫内膜样腺癌
5. 绒毛膜上皮癌	5. 完全性葡萄胎
6. 卵巢浆液性囊腺瘤	6. 绒毛膜上皮癌
7. 卵巢黏液性囊腺瘤	7. 卵巢成熟性囊性畸胎瘤
8. 卵巢成熟性囊性畸胎瘤	8. 乳腺纤维腺瘤
9. 乳腺纤维腺瘤	9. 乳腺浸润性导管癌
10. 乳腺癌	10. 乳腺浸润性小叶癌

三、正常组织大体观察及组织学观察

（一）子宫

1. 大体观察　子宫呈倒置的梨形，成人子宫大小为（7～8）cm×（4～5）cm×（2～3）cm。子宫分为子宫底、子宫体和子宫颈。

2. 组织学观察

（1）子宫底及宫体壁由内向外分为内膜、肌层和浆膜。子宫内膜由单层柱状上皮和固有层组成。表面的上皮向固有层内深陷形成许多管状的子宫腺，固有层较厚，血管较丰富，并有大量基质细胞。子宫底部和体部的内膜可分为功能层和基底层2层：功能层位于浅部，较厚，自青春期起在卵巢激素的作用下发生周期性剥脱和出血，分为增生期、分泌期和月经期；基底层较薄，位于内膜深部与肌层相邻，此层无周期性脱落变化，有修复内膜的功能。

（2）子宫颈壁由内向外分别为黏膜、肌层和外膜。宫颈又以阴道起始部为界分为宫颈阴道上部及阴道部，前者黏膜上皮为单层黏液柱状上皮，后者黏膜上皮为复层鳞状上皮，二者移行区域为宫颈鳞状细胞癌好发部位。

（二）绒毛

组织学观察：绒毛表面被覆双层滋养层细胞，内层为细胞滋养层细胞（呈立方或多角形，胞质淡染，核圆居中，染色质较稀疏），外层为合体滋养层细胞（细胞核小，染色较深，无明显细胞界限）；绒毛中央由纤维结缔组织及丰富的毛细血管构成。

（三）卵巢

1. 大体观察　位于子宫的两旁输卵管下方，借系膜与输卵管相连，连接处是卵巢门部，为血管出入之处。卵巢呈扁平豆状，长 2.5 ～ 5 cm，宽 1.5 ～ 3 cm，厚 0.6 ～ 1.5 cm。

2. 组织学观察　卵巢表面覆盖一层单层扁平或立方的表面上皮，上皮下方为薄层致密结缔组织构成的白膜。卵巢实质的外周部分为皮质，中央为髓质。皮质较厚，含有不同发育阶段的卵泡以及黄体和退化的闭锁卵泡等，卵泡间的结缔组织富含网状纤维和梭形基质细胞。髓质由疏松结缔组织构成，与皮质无明显分界，内有许多血管和淋巴管等。近卵巢门处有少量平滑肌束及门细胞，卵巢的血管、淋巴管和神经由此出入。

（四）乳腺

1. 大体观察　成年女性乳房系一对称性的半球形性征器官，位于胸廓前第 2 至第 6 肋间水平的浅筋膜浅层与深层之间，内达胸骨旁，外至腋前线，外上方呈角状伸向腋窝的腺体组织称为 Spence 氏腋尾区。乳房中央前方突起为乳头，其周围色素沉着区为乳晕。

2. 组织学观察　乳腺由结缔组织分隔成 15 ～ 25 叶，每个叶又被分隔成若干小叶，每个小叶为一个复管泡状腺。小叶间结缔组织内含有大量的脂肪细胞。乳腺的腺泡上皮为单层立方或柱状，腺腔很小，腺上皮与基底膜之间有肌上皮细胞。导管包括小叶内导管、小叶间导管和总导管（输乳管）。小叶内导管多为单层立方和柱状上皮，小叶间导管则为复层柱状上皮。每个叶的总导管开口于乳头，管壁为复层扁平上皮，与乳头表面相连续。

四、病变标本观察方法及注意事项

（一）子宫

1. 大体观察　注意有无萎缩或肥大；有无形状上的异常；表面是否平滑，颜色、硬度、色泽是否正常；有无局限性病灶及病灶的特点。切面注意有无形状上的异常；子宫内膜有无增厚；子宫腔有无内容物；有无局限性病灶及病灶的特点；子宫颈有无增厚，宫颈口是否光滑等。

2. 组织学观察　注意内膜、肌层和浆膜有无局限性病灶及病灶的特点；间质有无炎症细胞浸润、纤维组织增生等。

（二）绒毛

1. 大体观察　注意绒毛的数量和形状，是否水肿、苍白。

2. 组织学观察　注意合体滋养层细胞和细胞滋养层细胞有无增生、异型性；间质有无水肿、血管的改变等。

（三）卵巢

1. 大体观察　注意大小、形状、色泽、硬度是否正常，表面是否平滑，切面注意有无囊性变、出血等。有无占位性病灶及病灶的特点。

2. 组织学观察　卵巢皮髓质的结构是否正常、能否看到不同时期的卵泡、黄体和白体，有无囊肿、间质有无增生和炎症细胞浸润，注意有无局限性的病灶及病灶的特点。

（四）乳腺

1. **大体观察**　乳腺切除标本注意观察乳头是否有破溃及凹陷，表面皮肤外观是否正常，书页状切开乳腺组织，观察是否存在病灶及病灶特点（大小、颜色、质地、边界、与皮肤及深部结构的关系）。若送检腋窝组织，应将查见的淋巴结剥离，计算淋巴结数目，并记录其大小、切面颜色及质地。

2. **组织学观察**　注意乳腺小叶、各级导管衬覆上皮和结构，以及乳腺间质是否正常，注意有无局限性的病灶及病灶的特点、是否累及乳头、皮肤以及手术标本的切缘，腋窝淋巴结是否存在转移性病灶。

五、病变标本大体观察及组织学观察

（一）大体观察

1. **子宫平滑肌瘤（leiomyoma of uterus）**　标本为全子宫和双侧附件。子宫宫底及左侧肌壁间见结节 2 枚，大者体积约 5 cm×4.5 cm×4 cm，小者直径 1.5 cm，切面均灰白色，实性，质地中等，编织状，与周围组织分界清（图 2-7-1）。

2. **子宫颈癌（cervical carcinoma）**　标本为子宫。子宫颈处见一内生型肿物，大小 5 cm×1.7 cm×1.5 cm，切面灰白间灰红色，质中，边界尚清（图 2-7-2）。

3. **子宫内膜癌（endometrial carcinoma）**　标本为全子宫 + 双附件。子宫宫体及宫底内膜面见一外生菜花型肿物，大小 4 cm×3 cm×2 cm，切面呈灰白色，质地糟脆，癌组织侵犯浅肌层（＜ 1/2 肌壁厚）（图 2-7-3）。

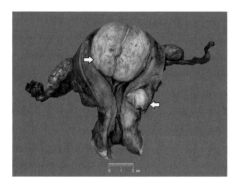

图 2-7-1　子宫平滑肌瘤

子宫肌壁间境界清楚的灰白色多个结节状肿物（如箭头所示）

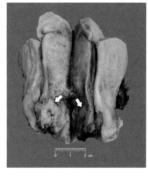

图 2-7-2　子宫颈癌

子宫颈见一灰白色内生型肿物（如箭头所示）

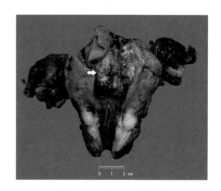

图 2-7-3　子宫内膜癌

子宫体及宫底内膜面见一灰白间灰红色菜花样肿物（如箭头所示）

4. **葡萄胎（hydatidiform mole）**　标本为子宫。子宫体积增大，胎盘绒毛发生水肿，呈大小不等半透明的水泡状，其间有细蒂相连成串，状似葡萄。水泡大小不一，小者肉眼勉强可见，大者直径 1 cm 左右（图 2-7-4）。

5. **绒毛膜上皮癌（choriocarcinoma）**　标本为子宫。子宫体积增大，癌组织位于子宫体部，宫腔内可见暗紫红色结节状团块，并见出血坏死（图 2-7-5）。

6. **卵巢浆液性囊腺瘤（serous cystadenoma of ovary）**　标本为右卵巢表面囊性肿物。囊性肿物大小 4 cm×3.5 cm×3 cm，囊壁厚 0.1 cm，囊内、外壁光滑，囊内含淡黄色清亮液体（图 2-7-6）。

7. **卵巢黏液性囊腺瘤（mucinous cystadenoma of ovary）**　标本为右侧附件。右侧输卵管长 6 cm，直径 0.5 cm，输卵管伞端开放；右侧卵巢被囊性肿物替代，送检时已剖开，大小 14 cm×9 cm×6 cm，多房囊性，囊壁厚 0.2 ~ 0.6 cm，内壁光滑，未见明确乳头或结节，部分囊腔内可见灰白灰褐色黏

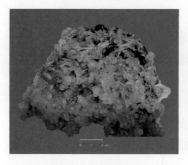

图 2-7-4 葡萄胎

水肿绒毛呈透明葡萄样外观，水泡
大小不一

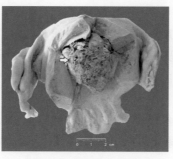

图 2-7-5 绒毛膜上皮癌

子宫腔内可见一暗褐色隆起型肿物
（如箭头所示）

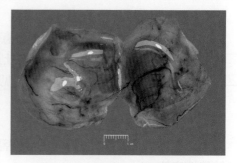

图 2-7-6 卵巢浆液性囊腺瘤

内外壁光滑的囊性肿物，囊壁菲薄，囊内含
淡黄色清亮液体

液样物（图 2-7-7）。

8. 卵巢成熟性囊性畸胎瘤（mature cystic teratoma of ovary） 标本为左侧卵巢肿物。左侧卵巢被囊性肿物替代，送检时已剖开，大小 6 cm×5 cm×4 cm，囊内见皮脂及毛发，囊壁厚 0.1 ~ 0.2 cm，局部囊壁内见头节一枚，大小 1.5 cm×1.5 cm×1 cm，切面呈灰白间灰黄色，质中（图 2-7-8）。

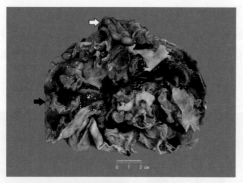

图 2-7-7 卵巢黏液性囊腺瘤

右侧卵巢肿物呈多房囊性，内、外壁光滑，囊内
可见黏液样物质（如黑箭头所示）。可见右侧输
卵管组织（如白箭头所示），伞端开放

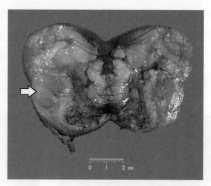

图 2-7-8 卵巢成熟性囊性畸胎瘤

囊性肿物内可见皮脂及毛发，局部内壁
附头节 1 枚（如箭头所示）

9. 乳腺纤维腺瘤（breast fibroadenoma） 标本为乳腺组织，切面见一结节状肿物，大小 2.5 cm×2 cm×1.5 cm，灰白色，实性，质中，部分组织略呈编织状结构，与周围乳腺组织分界清（图 2-7-9）。

10. 乳腺癌（breast cancer） 标本为一约 20 cm×15 cm×7 cm 左乳腺切除标本，表面可见乳头凹陷，无破溃，乳头周围皮肤呈橘皮样外观。标本切面在左乳外上象限可见一约 6.5 cm×2.3 cm 大小的灰白色肿物，较硬，无包膜，呈浸润生长（图 2-7-10）。

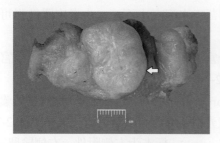

图 2-7-9 乳腺纤维腺瘤

乳腺组织内见一境界清楚的灰白色结节状
肿物（如箭头所示）

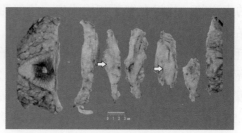

图 2-7-10 乳腺癌

乳腺切除标本，切面见一境界不清的灰白色肿
物，质中偏硬（如箭头所示）

（二）组织学观察

1. 子宫平滑肌瘤（leiomyoma of the uterus）

（1）低倍镜：肿瘤与周围组织界限清晰，肿瘤细胞呈漩涡状、交错排列，偶可呈栅栏状排列。

（2）高倍镜：肿瘤细胞长梭形，胞质丰富、嗜酸，核呈长杆状，末端钝圆，染色质细腻，无核仁或核仁较小，核分裂象罕见。

（3）诊断要点：具有"雪茄样"核、嗜酸性纤维样胞质的梭形细胞纵横交错排列；核分裂象不活跃；无细胞异型性及肿瘤性坏死（图 2-7-11）。

2. 子宫颈鳞状上皮原位癌（squamous cell carcinoma in situ of cervix）/ 高级别鳞状上皮内病变（high-grade squamous intraepithelial lesion，HSIL）

（1）低倍镜：可见正常子宫颈鳞状上皮、病变上皮，以及两者之间的移行区。病变处子宫颈鳞状上皮全层不典型增生，细胞排列紊乱，极性消失，可累及宫颈腺体，但是基膜完整，间质无浸润。

（2）高倍镜：增生上皮异型性明显，核质比例失调，核大小不等，染色质深，核分裂象增多，可见病理性核分裂象。

（3）诊断要点：子宫颈上皮全层癌变，基膜完整（图 2-7-12）。

图 2-7-11　子宫平滑肌瘤（20×）

肿瘤细胞呈交错排列，细胞呈长梭形，细胞核呈"雪茄样"，
核分裂象罕见

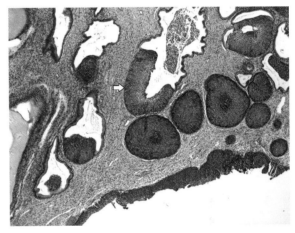

图 2-7-12　子宫颈鳞状上皮原位癌（10×）

宫颈鳞状上皮全层异型增生，并累及宫颈内膜腺体，但基
底膜完整（如箭头所示）

3. 子宫颈浸润性鳞状细胞癌（infiltrating squamous cell carcinoma of cervix）

（1）低倍镜：可见正常子宫颈鳞状上皮、HSIL 以及宫颈间质内呈浸润性生长的癌细胞，后者呈不规则巢团状或者条索状分布。

（2）高倍镜：癌细胞形态及大小不一，核大深染，核质比增高，核分裂象活跃，核染色质增粗，可见病理性核分裂象。

（3）诊断要点：宫颈间质内见不规则鳞状细胞癌巢，癌巢周围无基底膜（图 2-7-13）。

4. 高分化子宫内膜样腺癌（well differentiated endometrial carcinoma）

（1）低倍镜：肿瘤细胞排列成密集的腺管样结构，"背靠背"、搭桥、局部融合成筛以及迷宫样结构，但实性生长区域＜5%，子宫内膜间质明显减少，伴有纤维间质反应；癌旁可见正常子宫内膜腺体。

（2）高倍镜：肿瘤细胞轻 - 中度异型，细胞核增大，染色质略粗糙，分布不均匀，并可见小核仁，核分裂象增多；癌旁正常子宫内膜腺体是由体积较小、染色质细腻的温和细胞组成的单管样结构。

（3）诊断要点：具有子宫内膜样分化的侵袭性子宫内膜癌；实性生长区域＜5%（图 2-7-14）。

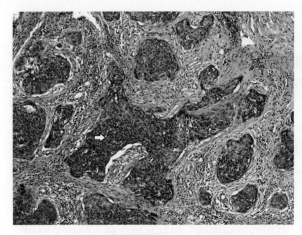

图 2-7-13　子宫颈浸润性鳞状细胞癌（40×）

肿瘤细胞呈不规则巢团状、条索状排列，癌巢周围基底膜消失，癌细胞异型性明显，核分裂象活跃（如箭头所示）

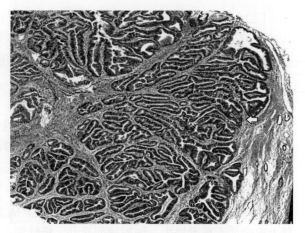

图 2-7-14　高分化子宫内膜样腺癌（20×）

肿瘤细胞融合成迷宫样结构（如箭头所示）

5. 葡萄胎（hydatidiform mole）

（1）低倍镜：绒毛明显肿大，间质广泛水肿，疏松淡染，可见中央池形成，血管稀少或消失，绒毛表面滋养层细胞不同程度增生，失去了正常的双层排列结构，呈多层或不规则片状聚集。

（2）高倍镜：增生的滋养层细胞主要由细胞滋养层细胞和合体滋养层细胞按不同比例混合组成，但某些情况下可出现明显的异型性。

（3）诊断要点：绒毛水肿及滋养层细胞增生（图 2-7-15）。

6. 绒毛膜上皮癌（choriocarcinoma）

（1）低倍镜：可见残存的子宫组织和肿瘤组织。肿瘤组织呈团块状或索条状排列，侵入子宫肌层内，伴有大片出血、坏死。瘤组织无间质及血管，没有绒毛结构。

（2）高倍镜：肿瘤组织主要由两种细胞构成。一种似细胞滋养层细胞：细胞界线清楚，呈多角形，胞质丰富淡染，核膜清楚，染色质凝结成颗粒状，使核呈空泡状，有明显核仁，核具有明显异型性。另一种似合体滋养层细胞：细胞呈合体状，胞质红染，核染色较深，有明显的异型性，可见核分裂象。

（3）诊断要点：肿瘤组织主要由两种细胞构成，似细胞滋养层细胞和似合体滋养层细胞，异型性明显；肿瘤组织无间质及血管，无绒毛，出血坏死明显（图 2-7-16）。

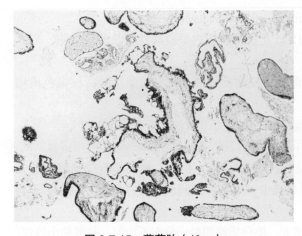

图 2-7-15　葡萄胎（40×）

绒毛明显肿大，间质广泛水肿，滋养层细胞呈多层或不规则片状聚集

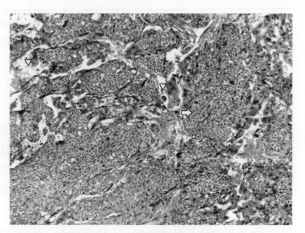

图 2-7-16　绒毛膜上皮癌（40×）

肿瘤由类似细胞滋养层细胞（如箭头所示）和合体滋养层细胞（如三角所示）的两种肿瘤细胞构成

7. 卵巢成熟性囊性畸胎瘤（mature cystic teratoma of ovary）

（1）镜下：囊壁由 2 ~ 3 个完全发育成熟的胚层构成，比如来自外胚层的成熟表皮及附属器、成熟脑组织、脉络丛，来自中胚层的成熟平滑肌、脂肪、骨组织，来自内胚层的消化道、呼吸上皮等。

（2）诊断要点：囊壁由 2 ~ 3 个完全发育成熟的胚层构成，无未成熟胚胎性组织（图 2-7-17）。

8. 乳腺纤维腺瘤（breast fibroadenoma）

（1）低倍镜：乳腺非特化性间质及乳腺导管增生形成境界清楚的结节，二者比例均匀，分布规律。

（2）高倍镜：乳腺非特化性间质为疏松结缔组织，梭形细胞温和无异型，密度相对一致，分布均匀，可出现不同程度的黏液样变或者透明变性；乳腺导管可呈开放圆 - 卵圆形，和（或）受压拉长、弯曲形成裂隙状或串珠样，导管双层结构，内层被覆腺上皮，外层被覆肌上皮。

（3）诊断要点：乳腺非特化性间质及乳腺导管增生形成境界清楚的结节，间质及导管细胞无异型性（图 2-7-18）。

9. 乳腺浸润性导管癌（invasive ductal carcinoma）

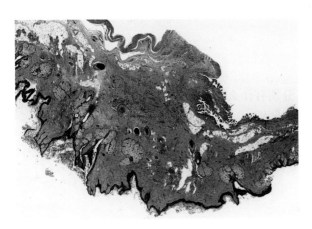

图 2-7-17　卵巢成熟性囊性畸胎瘤（10×）

图中可见两个胚层的成熟组织，包括成熟皮肤及其附属器、成熟神经组织、脉络丛及脂肪组织

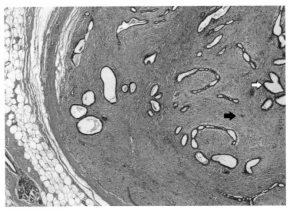

图 2-7-18　乳腺纤维腺瘤（20×）

乳腺非特化性间质（如黑箭头所示）及乳腺导管增生（如白箭头所示）形成境界清楚的结节

（1）低倍镜：癌细胞排列成巢状、团索状，或伴有少量腺样结构。可伴有导管原位癌结构，或完全缺如。肿瘤间质有致密的纤维组织增生，癌细胞在纤维间质内浸润生长。

（2）高倍镜：癌细胞大小形态各异，多形性明显，核分裂象多见，常见局部肿瘤细胞坏死。

（3）免疫组织化学染色：E-Cadherin（＋）、P120（膜＋）、ER（+/−）、PR（+/−）、Her-2（0/1+/2+/3+）。

（4）诊断要点：癌细胞排列成巢状、团索状，或伴有少量腺样结构；肿瘤间质有致密的纤维组织增生；E-Cadherin（＋）、P120（膜＋）（图 2-7-19）。

10. 乳腺浸润性小叶癌（invasive lobular carcinoma）

（1）低倍镜：癌细胞排列成单行串珠样，或是围绕残存的正常乳腺导管呈靶环状排列；周围常见乳腺小叶原位癌。

（2）高倍镜：癌细胞小，黏附性差，细胞间界限清晰，胞质少，嗜酸或者淡染，核圆形、卵圆形，核仁不明显，核分裂象及坏死少见；肿瘤间质常见硬化或透明变，致密纤维组织增生常不明显，可伴有不同程度的炎症反应。

（3）免疫组织化学染色：E-Cadherin（−）、P120（胞质＋）、ER（+/−）、PR（+/−）、Her-2（0/1+/2+/3+）。

（4）诊断要点：癌细胞黏附性差，在间质中呈单行串珠样或围绕残存导管呈靶环状排列；E-Cadherin（−）和 P120（胞质＋）（图 2-7-20）。

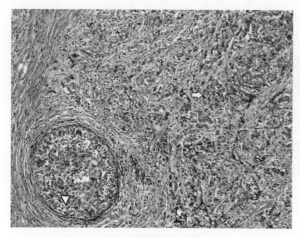

图 2-7-19　乳腺浸润性导管癌（20×）

癌细胞呈浸润性生长（如箭头所示）；癌旁可见中等核级
导管原位癌（如三角所示）

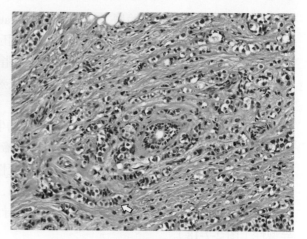

图 2-7-20　乳腺浸润性小叶癌（40×）

癌细胞在乳腺间质中呈单个、列兵样、靶环状排列
（如箭头所示）

六、思考题

1. 子宫颈鳞状上皮内病变分为几个级别？镜下分别有什么特点？
2. 子宫颈早期浸润鳞状细胞癌和浸润癌镜下有何区别？
3. 葡萄胎、侵蚀性葡萄胎、绒毛膜癌的病理变化、临床生物学行为有何不同？
4. 简述乳腺浸润性导管癌的病理变化特点、扩散和转移方式。

七、临床病理联系

病 例 1

【病例摘要】　某单位女员工数十人到医院行常规体检，行子宫颈液基薄层细胞学检测（Thinprep cytology test，TCT），大部分受检者的检测结果正常，仅少数出现如下异常。

【病理检查结果】

（1）可见竹节样的念珠菌假菌丝将鳞状上皮细胞串起。建议抗真菌治疗（图 2-7-21）。

（2）可见椭圆形或圆形的滴虫，核杆状，偏位。建议抗滴虫治疗（图 2-7-22）。

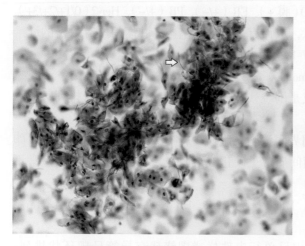

图 2-7-21　念珠菌（40×）

鳞状上皮细胞被竹节样的念珠菌假菌丝串起（如箭头所示）

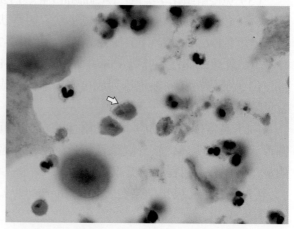

图 2-7-22　滴虫（40×）

梨形、椭圆形的滴虫，核淡染、梭形及偏位（如箭头所示）

（3）非典型鳞状上皮细胞（不能明确意义）：细胞核是正常中层鳞状细胞核面积的 2.5 ～ 3 倍，染色质轻度深染，但染色质均匀，核膜规整。建议 3 ～ 6 个月复诊（图 2-7-23）。

（4）低级别鳞状上皮内病变：细胞核大，超过正常中层鳞状细胞核面积的 3 倍，染色加深，核周空晕，外周细胞质浓聚，CIN I 。建议 3 ～ 6 个月复诊（图 2-7-24）。

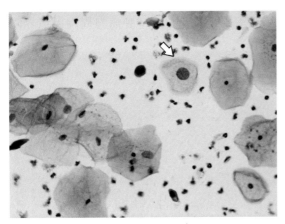

图 2-7-23　非典型鳞状上皮细胞（40×）
细胞核面积介于正常中层鳞状细胞核的 2.5 ～ 3 倍，核质比轻度增高，染色质轻度深染（如箭头所示）

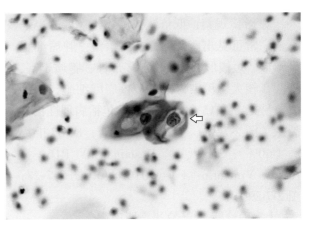

图 2-7-24　子宫颈低级别鳞状上皮内病变（40×）
细胞核面积超过正常中层鳞状细胞核的 3 倍，核周空晕形成（如箭头所示）

（5）高级别鳞状上皮内病变：细胞单个或聚集成团，核质比高，核大深染，核型不规整，染色质粗颗粒状，CIN II ～ III 。建议阴道镜及活检（图 2-7-25）。

（6）鳞状细胞癌：细胞异型，核深染，建议阴道镜及活检（图 2-7-26）。

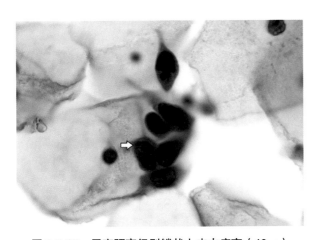

图 2-7-25　子宫颈高级别鳞状上皮内病变（40×）
细胞核增大，核质比高，核型不规整，染色质粗颗粒状（如箭头所示）

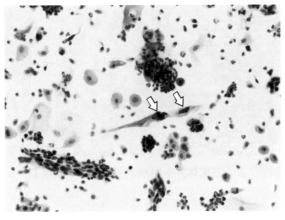

图 2-7-26　子宫颈鳞癌（40×）
细胞大小和形态差异明显，尾状和梭形细胞有明显核异型，核染色质浓染（如箭头所示）

病 例 2

【病例摘要】　患者，女，56 岁，因不规则阴道出血 1 年余入院。1 年多以前出现阴道出血，色暗红、量少，未就诊。3 个月前到医院就诊，行 B 超、CT 及 PET-CT 等影像学检查，均提示子宫左后壁凸向宫腔一占位性病变，考虑恶性肿瘤，肉瘤可能性大，肿瘤相关标记物未见异常，遂入院行手术治疗。临床诊断：子宫肉瘤？

【病理检查】 检查材料及部位：全子宫 + 双侧附件。

大体观察：切除之全子宫及双侧附件，子宫大小 15 cm×13 cm×7 cm，宫颈管长 4 cm，颈管壁厚 1.5 cm，外口直径 4 cm，外口黏膜灰白色、光滑；宫腔内见一巨大肿物，大小 12 cm×11 cm×6 cm，切面呈灰白色，质软，鱼肉样，与周围组织分界不清，局部似累及肌壁全层；内膜厚 0.1 cm，肌壁厚 2.5 ～ 3 cm。

显微镜观察：低倍镜：肿瘤细胞呈束状、交织束状等多种排列方式，肿瘤与周围组织界限不清，常可见出血及坏死。高倍镜：肿瘤细胞呈圆形、短梭形、长梭形或多形性，胞质丰富、嗜酸，核大、深染，常见多核瘤巨细胞，核分裂象易见（约 15 个 /10HPFs），包括病理性核分裂象（图 2-7-27）。免疫组化检查：Ki-67 指数高（60%）、SMA（＋）、Desmin（＋）、P16（弥漫＋）、Vimentin（＋）、CD10（–）（图 2-7-28，图 2-7-29）。

【病理诊断】 子宫平滑肌肉瘤。

【问题】

1. 请在图片上标注主要病变。
2. 请列出诊断依据。

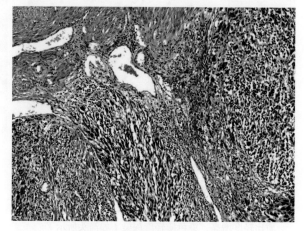

图 2-7-27　子宫体肿物（40×）

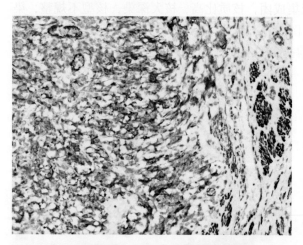

图 2-7-28　子宫体肿物 SMA 免疫组织化学染色（20×）

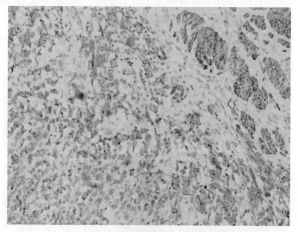

图 2-7-29　子宫体肿物 Desmin 免疫组织化学染色（20×）

病 例 3

【病例摘要】 患者，女，54 岁，发现左乳肿物 1 个月。B 超提示：左乳 2 点方向距离乳头约 4 cm 处见一低回声结节。BI-RADS 分级：4B，考虑恶性可能性大，入院行手术治疗。

【病理检查】 检查材料及部位：左侧乳腺及腋窝淋巴结组织。

大体观察：切除的左侧乳腺及腋窝淋巴结组织 15 cm×10 cm×6 cm，上附梭形皮肤面积 7 cm×5 cm，乳头无凹陷及破溃。于左乳外上象限，距乳头约 4 cm 乳腺实质内可触及一 2.7 cm×2.1 cm×1.5 cm 的结节，切面灰白灰黄色，质地中等，与周围组织界限不清，局部触之有颗粒感，挤压有粉刺样物流出。腋窝检出淋巴结 21 枚，直径 0.2 ～ 0.3 cm，切面灰白间灰红色，质地中等。

显微镜观察：HE 染色可见癌细胞局限于扩张的导管内，细胞异型性明显，核分裂象多见，管腔内可见坏死组织（图 2-7-30）。免疫组化检查：ER（–）（图 2-7-31）、PR（–）（图 2-7-32）、HER-2（3+）（图 2-7-33）、P63（肌上皮 +）（图 2-7-34）。

【病理诊断】（左侧）乳腺高级别导管原位癌，腋窝淋巴结未见癌转移（0/21）。

【问题】
1. 请列出诊断依据。
2. 请提出治疗建议。

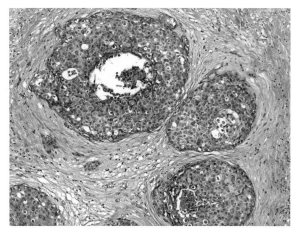

图 2-7-30　乳腺肿物（10×）

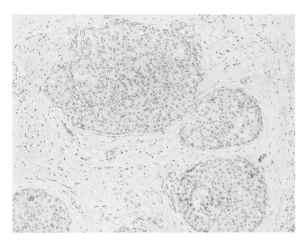

图 2-7-31　乳腺肿物 ER 免疫组织化学染色（20×）

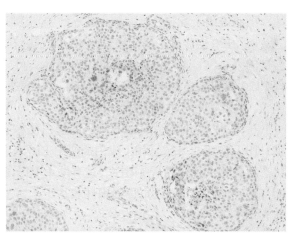

图 2-7-32　乳腺肿物 PR 免疫组织化学染色（20×）

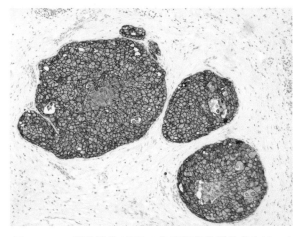

图 2-7-33　乳腺肿物 HER-2 免疫组织化学染色（10×）

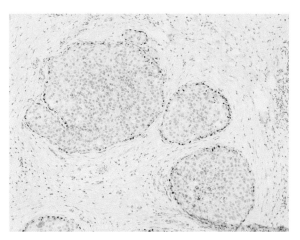

图 2-7-34　乳腺肿物 P63 免疫组织化学染色（10×）

■ 附

1. ER　雌激素受体，存在于正常子宫的上皮、肌层细胞以及正常乳腺的上皮细胞。阳性部位：细胞核。

2. PR　孕激素受体，是一种雌激素调节蛋白。阳性部位：细胞核。

3. HER-2　人表皮生长因子受体，是 *c-erbB*-2 基因所编码的蛋白，分子量为 185 kD，可以抑制酪氨酸激酶活性。该基因的过度表达和扩增见于多种肿瘤，与肿瘤的分化程度和分级有密切关系。主要作为判断乳腺癌、卵巢癌、子宫内膜癌及消化道肿瘤预后和靶向治疗的参考指标。例如，针对 HER-2 过度表达的乳腺癌患者，可应用抗 HER-2 基因的单克隆抗体 "Herceptin" 进行靶向治疗。阳性部位：细胞膜。

4. E-Cadherin　上皮性钙黏附蛋白，是一种跨膜糖蛋白，分子量为 120 kD，也是一种细胞黏附分子。该蛋白阳性表达于正常乳腺导管上皮及乳腺导管癌的细胞膜，但在乳腺小叶癌中缺失表达，因此可用于乳腺导管癌和小叶癌的鉴别诊断。阳性部位：细胞膜。

5. P120 连接素　属于糖蛋白家族成员，在细胞膜胞质面与 E-Cadherin 相连接，形成稳定紧密连接的复合物。如果缺乏 E-Cadherin 表达，可导致 P120 蓄积于细胞质中。乳腺小叶癌会特征性出现 P120 细胞质强表达以及 E-Cadherin 阴性表达。阳性部位：正常乳腺导管上皮及乳腺导管癌的细胞膜、乳腺小叶癌的细胞质。

6. P16　由抑癌基因 *p*16 编码的蛋白质，直接参与细胞周期调控，负性调节细胞的分裂及增殖。HPV 感染可导致宫颈上皮内病变中 P16 表达增加，其表达方式和表达量与 HPV 病毒感染量和状态存在相关性。P16 强阳性表达有助于 HPV 相关型宫颈鳞性病变、HPV 相关型宫颈腺性病变诊断与鉴别诊断。P16 还可以强阳性表达于子宫平滑肌肉瘤，但与 HPV 无相关性。阳性部位：细胞质 / 细胞核。

（金玉兰　孟　艳）

数字资源

第八章 甲状腺、肾上腺疾病

 一、实习目的

1. 掌握甲状腺肿、甲状腺腺瘤及甲状腺癌的基本病理变化及临床病理联系；依据肉眼观察和镜下观察，能够准确描述结节性甲状腺肿、甲状腺腺瘤和甲状腺癌常见类型的病变特点。

2. 熟悉肾上腺嗜铬细胞瘤的基本病理变化和临床病理联系，依据肉眼观察和镜下观察，能够准确描述其病变特点。

3. 了解肾上腺皮质腺瘤的病理变化特点及临床病理联系。

 二、实习内容

大体标本	切片标本
1. 结节性甲状腺肿	1. 甲状腺滤泡腺瘤
2. 甲状腺滤泡腺瘤	2. 甲状腺乳头状癌
3. 甲状腺癌	3. 甲状腺髓样癌
	4. 肾上腺皮质腺瘤
	5. 肾上腺嗜铬细胞瘤

✓ 三、正常组织大体观察及组织学观察

（一）甲状腺

1. 大体观察 由左、右两侧叶和甲状腺峡部构成，呈"H"形，有时自峡部向上伸出一个锥状叶。侧叶位于喉下部与气管上部的两侧，上端可达甲状软骨中部，下端至第6气管软骨。峡部多位于第2～4气管软骨环前方。甲状腺表面有2层结缔组织被膜。

2. 组织学观察 甲状腺实质由大量的甲状腺滤泡和滤泡旁细胞组成，滤泡间有少量结缔组织和丰富的毛细血管。甲状腺滤泡由单层立方的滤泡上皮细胞围成，腔内充满透明的胶质。

（二）肾上腺

1. 大体观察 左右各一，左侧半月形，右侧三角形，长约5 cm，宽3 cm，前后径1 cm，重约5 g。分别位于左、右肾上极的上内方，有独立的纤维囊和脂肪囊。

2. 组织学观察 肾上腺表面包以结缔组织被膜，实质由皮质和髓质构成。皮质约占肾上腺体积的80%，分为球状带、束状带和网状带，球状带细胞较小，呈锥形，核小、染色深，胞质较少；束状带细胞较大，呈多边形，排列成单行或双行的细胞索，胞质圆形，较大，着色浅；网状带细胞较小，核小，着色深，胞质嗜酸性。髓质主要由排列成索或团的髓质细胞组成，其间为血窦和少量结缔组织。

四、病变标本观察方法及注意事项

（一）甲状腺

1. 大体观察　注意颜色、硬度、色泽是否正常；有无局限性病灶及病灶的特点。切面注意有无出血、囊性变及钙化，有无占位性病灶及病灶的特点，尤其是一些微小病灶，同时要注意占位病灶是否存在包膜以及包膜是否完整。

2. 组织学观察　注意滤泡上皮细胞的数量、形态；间质有无炎症细胞浸润、纤维组织增生；有无局限性病灶及病灶的特点。

（二）肾上腺

1. 大体观察　注意包膜是否完整，有无萎缩或肥大；有无形状上的异常；颜色、硬度、色泽是否正常，注意称重；有无局限性病灶及病灶的特点。切面注意皮、髓质的厚度及形态有否异常；有无局限性病灶及病灶的特点。

2. 组织学观察　注意球状带、束状带、网状带的分布，细胞数有无增多，细胞形态有无异常；间质有无炎症细胞浸润、纤维组织增生及毛细血管增生；有无局限性病灶及病灶的特点。

五、病变标本大体观察及组织学观察

（一）大体观察

1. 结节性甲状腺肿（nodular goiter）　标本为甲状腺。甲状腺明显增大，重量约 800 g，呈结节状，切面灰红、灰褐色，实性，质软，局部囊性变，可见出血及钙化（图 2-8-1）。

2. 甲状腺滤泡腺瘤（thyroid follicular adenoma）　标本为甲状腺。切面可见类圆形肿瘤结节，灰红色，实性，质软，与周围组织界限清晰，可见包膜（图 2-8-2）。

3. 甲状腺癌（thyroid carcinoma）　标本为甲状腺。甲状腺未见明确被膜，呈书页式切开，切面可见灰白色肿瘤结节，直径约 0.7 cm，实性、质硬，与周围组织界限不清。此标本为甲状腺微小乳头状癌（图 2-8-3）。

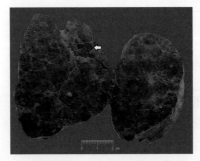 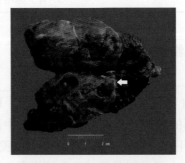 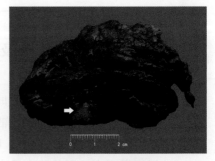

图 2-8-1　结节性甲状腺肿
甲状腺呈结节状，可见出血及钙化，局部囊性变（如箭头所示）

图 2-8-2　甲状腺滤泡腺瘤
甲状腺肿瘤结节，与周围组织界限清晰，可见包膜（如箭头所示）

图 2-8-3　甲状腺癌
甲状腺切面见灰白色肿瘤结节，实性、质硬，与周围组织界限不清（如箭头所示）

（二）组织学观察

1. 甲状腺滤泡腺瘤（thyroid follicular adenoma）

（1）低倍镜：镜下可见肿瘤细胞由小而一致的滤泡组成，可见少量胶质成分。

（2）高倍镜：肿瘤细胞呈立方形、轮廓清楚，胞质淡染、透明，或为红染、颗粒状，异型性小，无被膜和血管侵犯。

（3）诊断要点：肿瘤细胞排列呈滤泡结构，异型性小，无被膜和血管侵犯（图 2-8-4）。

2. 甲状腺乳头状癌（papillary thyroid carcinoma）

（1）低倍镜：肿瘤细胞呈乳头状排列。

（2）高倍镜：肿瘤细胞异型明显，细胞核呈毛玻璃状，可见核膜增厚、核沟、核内假包涵体，偶可见砂粒体。

（3）诊断要点：乳头状结构，肿瘤细胞核的特点（图2-8-5）。

3. 甲状腺髓样癌（medullary thyroid carcinoma）

（1）低倍镜：肿瘤细胞丰富，呈小梁状、巢片状排列，间质内有淀粉样物质沉着。

（2）高倍镜：肿瘤细胞圆形或多角形，核圆形，核仁不明显，核分裂象罕见。

（3）诊断要点：肿瘤细胞丰富，异型性小，间质可见淀粉样物沉积（图2-8-6）。

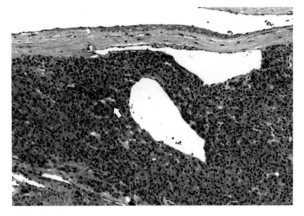

图2-8-4　甲状腺滤泡腺瘤（10×）

肿瘤细胞排列呈滤泡结构，异型性小（如箭头所示）

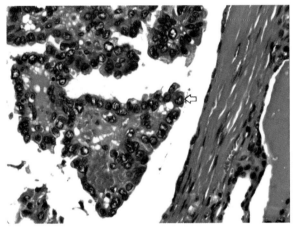

图2-8-5　甲状腺乳头状癌

肿瘤细胞呈乳头状排列，细胞核呈毛玻璃状，可见核膜增厚和核沟（如箭头所示）

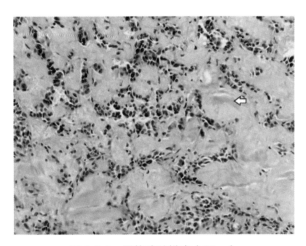

图2-8-6　甲状腺髓样癌（10×）

肿瘤细胞丰富，异型性小，间质可见淀粉样物沉积（如箭头所示）

4. 肾上腺皮质腺瘤（adrenocortical adenoma）

（1）低倍镜：肿瘤细胞排列成团，由富含类脂质的透明细胞构成，间质较少，富含毛细血管。

（2）高倍镜：肿瘤细胞胞质透明，细胞核较小，细胞异型性较小，间质较少，富含毛细血管。

（3）诊断要点：透明细胞排列成团，细胞异型性小，间质富含毛细血管（图2-8-7）。

5. 肾上腺嗜铬细胞瘤（adrenal pheochromocytoma）

（1）低倍镜：肿瘤细胞巢团状排列，周围包绕纤细的纤维血管性间质。

（2）高倍镜：大部分细胞呈短梭形，胞质中等淡染，核圆形或卵圆形，核仁明显。偶见巨核及怪异核，分裂象偶见。

（3）诊断要点：肿瘤细胞排列成团，有纤细的纤维血管间质包绕（图2-8-8）。

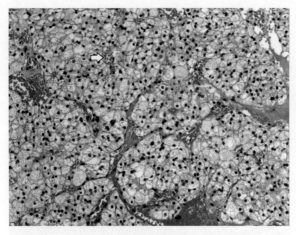

图 2-8-7　肾上腺皮质腺瘤（40×）

透明细胞排列成团，细胞异型性小，间质富含毛细血管
（如箭头所示）

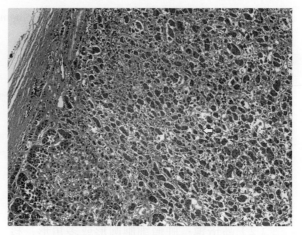

图 2-8-8　肾上腺嗜铬细胞瘤（10×）

肿瘤细胞排列成团，有纤细的纤维血管间质包绕
（如箭头所示）

六、思考题

1. 简述结节性甲状腺肿、甲状腺腺瘤、甲状腺癌的病理学特征。
2. 简述甲状腺癌的组织学类型及各自的病理学特点。
3. 简述肾上腺肿瘤的类别及其病理学特点和临床特征。

七、临床病理联系

病 例 1

【病例摘要】　患者，女，54 岁，因发现甲状腺结节 2 个月余就诊。B 超检查结果显示：甲状腺双叶可见多发低回声结节，左叶大者大小约 1.1 cm×0.7 cm，边界清，规则，内可见血流信号，右叶大者大小约 1.0 cm×0.7 cm×0.8 cm，边界尚清，尚规则，内可见多发点状强回声，内未见血流信号，左叶中部另见一低回声结节，大小约 0.7 cm×0.6 cm×0.8 cm，边界不清，不规则，内可见点状强回声及血流信号，双侧颈部未见异常肿大淋巴结。临床诊断：甲状腺双叶结节。于本院行甲状腺穿刺细胞学检查。

【病理检查】　检查材料及部位：甲状腺细胞学涂片。细胞学检查结果：①核的特征：核大、卵圆、不规则，核膜皱褶、核沟，毛玻璃样核，核内假包涵体。②细胞团：乳头状、滤泡状细胞团，核拥挤重叠细胞团。③其他：胶质稀薄黏液样，偶见砂粒体（图 2-8-9、图 2-8-10、图 2-8-11）。

【病理诊断】　甲状腺乳头状癌。

【问题】

1. 请在图片上标注主要病变。
2. 请列出诊断依据。

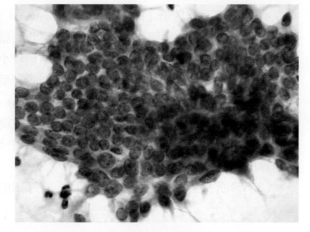

图 2-8-9　甲状腺穿刺细胞学涂片（40×）

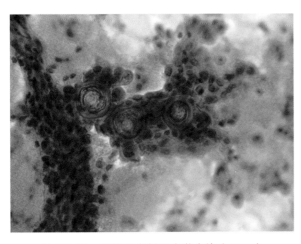

图 2-8-10　甲状腺穿刺细胞学涂片（40×）

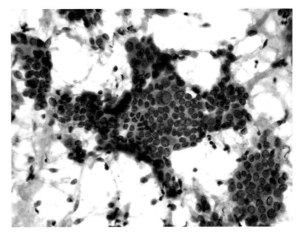

图 2-8-11　甲状腺穿刺细胞学涂片（40×）

病 例 2

【病例摘要】　患者，男，58 岁，体检发现腹膜后占位来诊。既往高血压 3 年，血压控制不理想，收缩压最高达 200 mmHg。CT 检查结果：肾上腺占位。

【病理检查】　检查材料及部位：肾上腺肿物。大体检查：巨大肿物，大小 21 cm×19 cm×10 cm，重 2490 g，包膜较完整，切面淡黄色，出血坏死明显（图 2-8-12）。显微镜观察：肿瘤细胞呈巢状分布，周围包绕纤细的纤维血管性间质。大部分细胞呈短梭形，核圆形或卵圆形，分裂象偶见。肿瘤内可见出血坏死（图 2-8-13）。免疫组化结果：（肾上腺肿物）CK（－）、SYN（＋）、CgA（＋）、Ki-67（＜ 1%＋）。

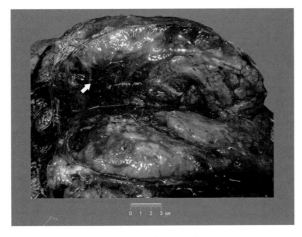

图 2-8-12　肾上腺肿物

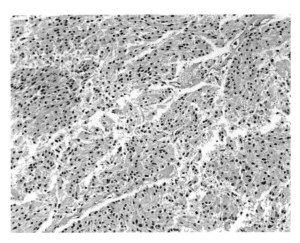

图 2-8-13　肾上腺肿物（10×）

【病理诊断】　肾上腺嗜铬细胞瘤。

【问题】

1. 请在图片上标注主要病变。

2. 请列出诊断依据。

（刘玉婷　王　苗）

数字资源

第九章　脑疾病

一、实习目的

1. 掌握神经元、神经胶质细胞的基本病变。

2. 掌握流行性脑脊髓膜炎和流行性乙型脑炎的病理变化和临床病理联系，依据肉眼观察和镜下观察，能够准确描述其病变特点。

3. 掌握阻塞性脑血管病、脑出血的类型及病理变化和临床病理联系，依据肉眼观察和镜下观察，能够准确描述其病变特点。

4. 掌握胶质瘤的分类及病理变化和临床病理联系，依据肉眼观察和镜下观察，能够准确描述其病变特点。

5. 了解神经系统变性疾病的病理变化。

6. 了解其他常见脑肿瘤的病理形态及临床病理联系。

7. 自学部分见本章数字资源中相关内容。

二、实习内容

大体标本	切片标本
1. 流行性脑脊髓膜炎	1. 流行性脑脊髓膜炎
2. 脑脓肿	2. 流行性乙型脑炎
3. 节细胞胶质瘤	3. 阿尔茨海默病
	4. 淀粉样脑血管病伴脑出血
	5. 炎性脱髓鞘病变
	6. 胶质母细胞瘤
	7. 少突胶质细胞瘤
	8. 髓母细胞瘤
	9. 节细胞胶质瘤
	10. 内皮型脑膜瘤
	11. 神经鞘瘤

三、正常组织大体观察及组织学观察

1. 大体观察　成人脑重约 1400 g，由端脑、间脑、小脑、中脑、脑桥和延髓组成。其中端脑是脑的主要部分，分为左、右两个大脑半球，由胼胝体相连。大脑半球表面的灰质称为皮质，深部的白质称为髓质，埋在髓质内的灰质核团称为基底核，大脑半球内的腔隙称为侧脑室。大脑半球表面有许多弯弯曲曲的沟裂，称为脑沟，其间凸出的部分称为脑回。脑的表面被覆3层被膜，由外向内依次为硬脑膜、蛛网膜和软脑膜，蛛网膜与软脑膜之间为蛛网膜下腔，内含清亮脑脊液。

2. 组织学观察　新皮质分为6层结构，由表及里依次为分子层、外颗粒层、外锥体细胞层、内颗粒层、内锥体细胞层和多形细胞层，内含大量神经元和星形胶质细胞，髓质主要由神经纤维和少突胶质细胞构成。

四、病变标本观察方法及注意事项

1. 大体观察　蛛网膜下腔有无出血、炎性渗出物，及其部位和范围；脑的外形和表面情况，两侧大脑半球是否对称、有无移位，脑回宽窄、脑沟的深浅；脑血管有无增厚、畸形、动脉瘤、出血；切面观察脑皮质、髓质的厚度，两者界限是否清晰，脑实质内有无出血或占位性病变，脑的质地是否正常，脑室是否扩大、左右侧是否对称。

2. 组织学观察　脑表面血管有无畸形，蛛网膜下腔有无出血、炎性渗出物；皮质、髓质厚度是否正常，分界是否清楚；分子层、外颗粒层、外锥体细胞层、内颗粒层、内锥体细胞层和多形细胞层的水平和竖直结构排列是否正常，是否伴有发育异常；神经细胞和胶质细胞的形态有无异常；有无软化灶、出血、瘢痕、占位性病变；占位性病变的特点及与周围组织的关系；髓质内有无异位皮质核团；神经纤维及髓鞘有无病变。

五、病变标本大体观察及组织学观察

（一）大体观察

1. 流行性脑脊髓膜炎（epidemic cerebrospinal meningitis）　标本为脑。脑表面结构模糊不清，蛛网膜血管高度扩张充血，蛛网膜下腔充满灰黄色脓性渗出物覆盖在脑沟、脑回的表面（图2-9-1）。

2. 脑脓肿（abscess of brain）　标本为脑冠状切面，在切面上靠近脑表面处可见境界较清楚的球形病灶，其中脑组织结构完全消失，腔内残留有黄白色脓性渗出物（图2-9-2）。

3. 节细胞胶质瘤（ganglioglioma，GG）　标本为脑。脑皮质表面局灶隆起，切面可见皮质内结节，与周围脑组织界限相对较清，局部可见出血（图2-9-3）。

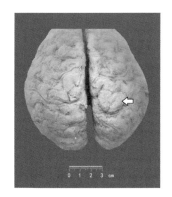

图2-9-1　流行性脑脊髓膜炎
脑表面结构模糊不清、血管扩张充血，蛛网膜下腔充满灰黄色脓性渗出物（如箭头所示）

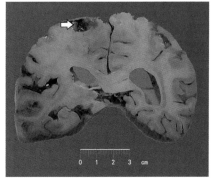

图2-9-2　脑脓肿
脑切面可见一境界较清楚的病灶，腔内残留有脓性渗出物（如箭头所示）

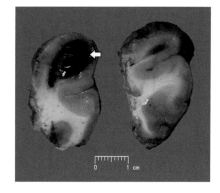

图2-9-3　节细胞胶质瘤
脑皮质内结节，局部可见出血（如箭头所示）

（二）组织学观察

1. 流行性脑脊髓膜炎（epidemic cerebrospinal meningitis）

（1）低倍镜：镜下可见脑组织。蛛网膜血管高度扩张充血，蛛网膜下腔增宽，其间可见大量脓性渗出物，脑实质炎症反应不明显（图 2-9-4）。

（2）高倍镜：蛛网膜下腔内渗出的炎症细胞主要为中性粒细胞、脓细胞及少量纤维素、单核细胞、淋巴细胞。

（3）诊断要点：蛛网膜下腔大量脓性渗出物，脑实质基本正常。

2. 流行性乙型脑炎（epidemic encephalitis B）

（1）低倍镜：镜下可见脑组织。脑组织内小血管扩张充血，其周围有大量淋巴细胞浸润，称为"淋巴细胞套"。神经细胞变性和坏死。胶质细胞增生形成胶质结节。大脑皮质内可见筛状软化灶（图 2-9-5）。

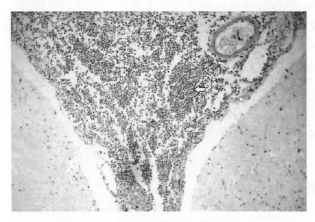
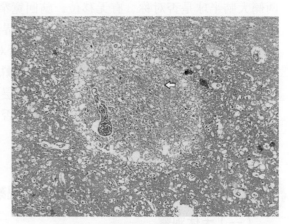

图 2-9-4 流行性脑脊髓膜炎（10×）
蛛网膜血管扩张充血，蛛网膜下腔大量脓性渗出物（如箭头所示）

图 2-9-5 流行性乙型脑炎（10×）
脑皮质内筛状软化灶（如箭头所示）

（2）高倍镜：变性和坏死的神经细胞变为圆形或不规则形，突起消失或核消失。小胶质细胞常可侵入变性坏死的神经细胞内，称噬神经细胞现象。少突胶质细胞围绕在变性坏死的神经细胞周围，称卫星现象。

（3）诊断要点：神经细胞变性坏死，软化灶，血管套，胶质结节。

3. 阿尔茨海默病（Alzheimer's disease，AD）

（1）低倍镜：脑皮髓质萎缩变薄。

（2）高倍镜：可见老年斑、神经原纤维缠结、营养不良性轴索和神经毡、突起及神经元脱失；海马部位神经元还可见到颗粒空泡变性及平野小体（Hirano body）（图 2-9-6）。

（3）诊断要点：老年斑，神经原纤维缠结，营养不良性轴索和神经毡，突起及神经元脱失。

4. 淀粉样脑血管病伴脑出血（amyloid cerebrovascular disease with intracerebral hemorrhage）

（1）低倍镜：脑实质内及蛛网膜下腔大量新鲜出血（图 2-9-7）。

（2）高倍镜：脑组织疏松，局部神经元轻度变性，小血管增生，血管壁增厚、粉染的无结构物质沉积（淀粉样物质沉积，刚果红染色偏振光下观察到双折光性）。

（3）诊断要点：脑实质内及蛛网膜下腔大量新鲜出血；小血管壁增厚、粉染（刚果红染色偏振光观察呈双折光性）。

5. 炎性脱髓鞘病变（inflammatory demyelinating disease）

（1）低倍镜：脑组织疏松，局部崩解，血管周围淋巴细胞浸润，"淋巴血管套"形成。

（2）高倍镜：脑组织内多量淋巴细胞及吞噬细胞浸润（免疫组化及特殊染色显示髓鞘脱失、轴索相对保留）（图 2-9-8）。

（3）诊断要点：脑组织内多量淋巴细胞及吞噬细胞浸润，吞噬细胞吞噬髓鞘碎片，形成泡沫

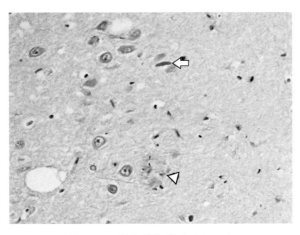

图 2-9-6　阿尔茨海默病（40×）

脑皮质内的老年斑（如三角所示）和平野小体（如箭头所示）

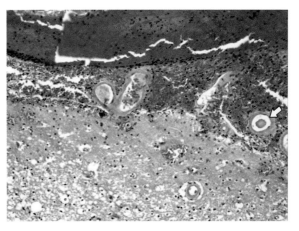

图 2-9-7　淀粉样脑血管病伴脑出血（20×）

脑实质内及蛛网膜下腔出血，局部血管壁粉染、无结构物质沉积（如箭头所示）

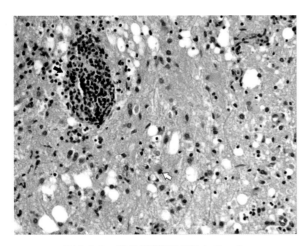

图 2-9-8　炎性脱髓鞘病变（40×）

脑组织疏松，多量淋巴细胞及吞噬细胞（如白箭头所示）浸润，血管周围"淋巴细胞套"样浸润（如黑箭头所示）

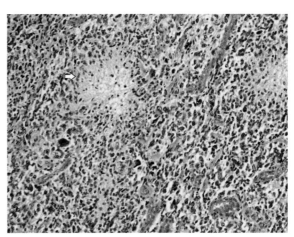

图 2-9-9　胶质母细胞瘤（20×）

肿瘤细胞呈"栅栏状"围绕坏死组织（如箭头所示），血管内皮细胞显著增生

样细胞外观；血管周淋巴细胞浸润；免疫组化及特殊染色显示髓鞘脱失、轴索相对保留。

6. 胶质母细胞瘤（glioblastoma）

（1）低倍镜：脑组织正常皮髓质结构消失，肿瘤细胞弥漫性生长，局部波及脑表面，可见肿瘤细胞呈"栅栏状"围绕坏死组织。

（2）高倍镜：肿瘤细胞大小不一，细胞核异型性明显，可见瘤巨细胞，血管内皮细胞显著增生，可呈丛状增生，称为"肾小球样"血管增生，或者形成连续的"血管墙"样增生（图 2-9-9）。

（3）诊断要点：肿瘤细胞弥漫性生长，栅栏状坏死，血管内皮细胞增生。

7. 少突胶质细胞瘤（oligodendroglioma）

（1）低倍镜：脑组织内肿瘤细胞弥漫性生长，肿瘤细胞胞质透明呈蜂窝状结构，枝芽状小血管增生，常见散在点灶状钙化（图 2-9-10）。

（2）高倍镜：肿瘤细胞核均匀一致，核呈圆形或卵圆形，胞质透明，呈"煎蛋"样。

（3）诊断要点：肿瘤细胞"煎蛋"样，枝芽状小血管增生。

8. 髓母细胞瘤（medulloblastoma）

（1）低倍镜：脑组织内肿瘤细胞密集生长，可见 Homer-Wright 假菊形团结构，间质可见纤细

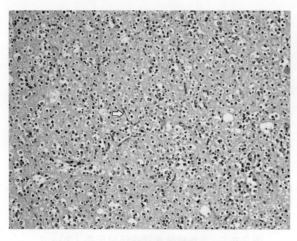

图 2-9-10　少突胶质细胞瘤（20×）

肿瘤细胞均匀一致，胞质透明，枝芽状小血管增生

（如箭头所示）

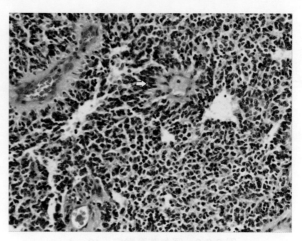

图 2-9-11　髓母细胞瘤（40×）

肿瘤细胞密集生长，Homer-Wright 假菊形团结构

（如箭头所示）

的纤维。

（2）高倍镜：肿瘤细胞密集排列，细胞体积较小，细胞质稀少，细胞核深染，核分裂象易见（图 2-9-11）。

（3）诊断要点：肿瘤细胞体积小、密集、胞质稀少，Homer-Wright 假菊形团。

9. 节细胞胶质瘤（ganglioglioma，GG）

（1）低倍镜：脑皮髓质交界处神经元排列紊乱，簇状分布，胶质细胞增生。

（2）高倍镜：神经元形态异常，可见巨大神经元，神经元细胞膜周围聚集 Nissl 物质，增生的胶质细胞具有轻度异型性，核分裂象少见（图 2-9-12）。

（3）诊断要点：发育异常的神经元，增生的胶质成分。

10. 内皮型脑膜瘤（meningiothelial meningioma）

（1）低倍镜：肿瘤细胞类似于蛛网膜内皮细胞，细胞排列致密，呈片状，特征性形态是肿瘤细胞呈大小不等的同心圆或漩涡样排列，可见砂粒体样钙化（图 2-9-13）。

（2）高倍镜：细胞大小基本一致，细胞界限不清，肿瘤细胞核圆形或卵圆形，染色质细腻。

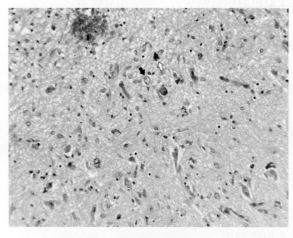

图 2-9-12　节细胞胶质瘤（40×）

脑组织内可见形态异常的神经元（如黑箭头所示），以及
增生的胶质细胞（如白箭头所示）

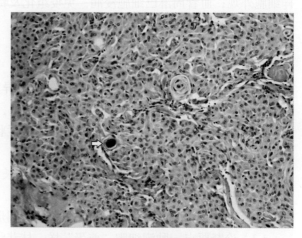

图 2-9-13　内皮型脑膜瘤（20×）

肿瘤细胞呈大小不等的同心圆或漩涡样排列，可见砂粒体
样钙化（如箭头所示）

还可见到细胞核中空的核内开窗现象（核染色质沿核膜分布，细胞核中央透明），细胞分化好，核分裂象少见。

（3）诊断要点：类似于蛛网膜内皮细胞的特征性漩涡样排列，细胞界限不清；核内开窗现象。

11. 神经鞘瘤（schwannoma）

（1）低倍镜：形态上分为 Antoni A 型及 Antoni B 型。Antoni A 型区域梭形肿瘤细胞排列较密集，呈束状、编织状、栅栏状、不完全的漩涡样排列；Antoni B 型区域肿瘤细胞分布较疏松，呈网状结构或小囊腔形成（图 2-9-14）。

（2）高倍镜：Antoni A 型区域肿瘤细胞核呈梭形，细胞间界限不清，细胞核栅栏状排列；

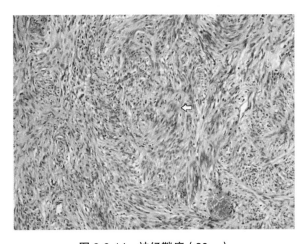

图 2-9-14　神经鞘瘤（20×）

Antoni A 型区域肿瘤细胞排列较密集，呈编织状、栅栏状（如箭头所示）排列

Antoni B 型区域肿瘤细胞核呈圆形或卵圆形，核深染。两型的肿瘤细胞形态均较温和，核分裂象少见。

（3）诊断要点：肿瘤细胞呈梭形，细胞核有栅栏状排列趋势。

六、思考题

1. 流行性脑脊髓膜炎和流行性乙型脑炎有何区别？
2. 高血压脑出血的病理改变和淀粉样脑血管病的脑出血有何不同？
3. 神经鞘瘤形态学上 Antoni A 型和 Antoni B 型各有什么特点？
4. 脑膜瘤共分为几种形态学类型？

七、临床病理联系

病 例 1

【病例摘要】　患者，男，56 岁，主因"头部不适半年，头痛 10 天"入院。既往高血压病史 2 年。入院查体：神志清晰，自主体位，面容无异常，与医生合作。双侧瞳孔等大等圆，对光反射灵敏，四肢肌力、肌张力正常，四肢腱反射对称，双侧病理征阴性。闭目难立征阴性，一字试验阳性。辅助检查：①血液肿瘤标记物：血清骨胶素 4.55 ng/ml，神经元特异性烯醇化酶 33.72 ng/ml，癌胚抗原 41.77 ng/ml，胃泌素释放肽前体 481.30 pg/ml。②头颅 CT：左侧后颅窝占位，脑膜瘤可能。③胸部 CT：左肺上叶前段软组织密度肿块影，大小 2.3 cm×2 cm，边界不光整，可见毛刺征，恶性可能性大。④头颅 MRI：左侧桥小脑角区类圆形异常信号，增强后不均匀强化。临床诊断：脑膜瘤可能，转移癌不除外。

【病理检查】　检查材料及部位：左侧小脑占位组织。大体检查：灰褐色脑组织 1 块，大小 3 cm×2.5 cm×1.1 cm，多切面切开，切面灰白灰褐色，质中，囊实性，内含淡黄色清亮液体，囊内壁粗糙。显微镜检查：小脑组织内肿瘤细胞呈实片状及巢团状浸润性生长，细胞核短梭形、胞质稀少，细胞异型性明显，核分裂象易见，伴大片出血及坏死（图 2-9-15）。免疫组化检查：GFAP（－）（图 2-9-16），EMA（＋）（图 2-9-17），TTF-1（＋）（图 2-9-18），SYN（＋）（图 2-9-19），CgA（＋），CD56（＋）（图 2-9-20）。

【病理诊断】　（脑）符合转移性小细胞癌，考虑肺来源，建议临床进一步检查。

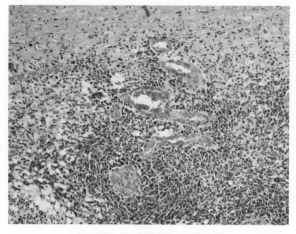

图 2-9-15　小脑肿物（20×）

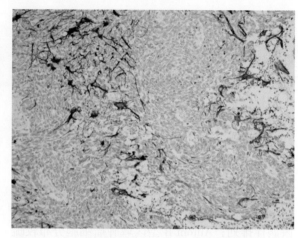

图 2-9-16　小脑肿物 GFAP 免疫组织化学染色（20×）

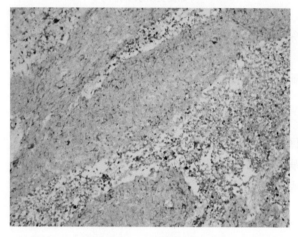

图 2-9-17　小脑肿物 EMA 免疫组织化学染色（20×）

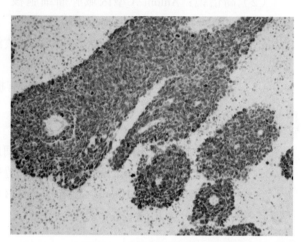

图 2-9-18　小脑肿物 TTF-1 免疫组织化学染色（20×）

图 2-9-19　小脑肿物 SYN 免疫组织化学染色（20×）

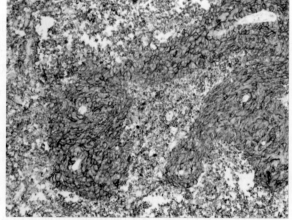

图 2-9-20　小脑肿物 CD56 免疫组织化学染色（20×）

【问题】

1. 请在图片上标注主要病变。
2. 请列出诊断依据。

病 例 2

【病例摘要】　患者，男，41 岁。主因"意识丧失、肢体抽搐 1 次"就诊。患者 1 个月前无明显诱因突然出现意识丧失，口吐白沫，肢体抽搐，约数分钟后苏醒。病程中无视觉、听觉障碍，无肢体感觉运动障碍。入院查体：精神状态良好，情绪良好，定向力正常，计算力正常，远近记忆力正常，理解力正常，自知力正常。头颅：形状正常，无压痛，头皮正常。语言正常，四肢肌力正常，脑膜刺激征阴性。辅助检查：颅脑 CT 及 MRI 提示右侧额叶不规则异常信号，MRI 增强后无强化。临床诊断：胶质瘤。

【病理检查】　检查材料及部位：右额叶占位组织。大体检查：灰白色脑组织一堆，总大小 5 cm×3 cm×2 cm，切面局部皮髓质分界不清，质软。显微镜检查：脑组织内肿瘤细胞弥漫浸润性生长，部分细胞胞质透亮，伴枝芽状血管增生，肿瘤局部波及脑表（图 2-9-10）。免疫组化检查：GFAP（＋）（图 2-9-21），Olig-2（＋）（图 2-9-22），IDH-1R132H（＋）（图 2-9-23）。分子检查：*IDH*1/2 突变，1p/19q 共缺失，荧光原位杂交（FISH）检测，部分肿瘤细胞 1p 缺失（图 2-9-24）、部分肿瘤细胞 19q 缺失（图 2-9-25）。

【病理诊断】　符合少突胶质细胞瘤，WHO Ⅱ级，IDH 突变型，1p/19q 共缺失。

【问题】

1. 请在图片上标注主要病变。
2. 请列出诊断依据。

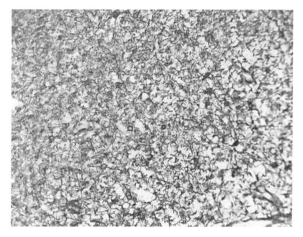

图 2-9-21　额叶肿物 GFAP 免疫组织化学染色（40×）

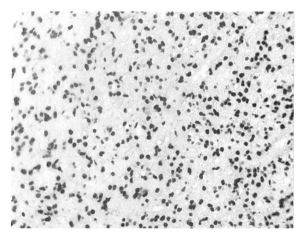

图 2-9-22　额叶肿物 Olig-2 免疫组织化学染色（40×）

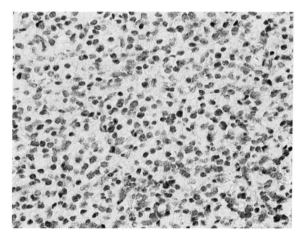

图 2-9-23　额叶肿物 IDH-1R132H 免疫组织化学染色（40×）

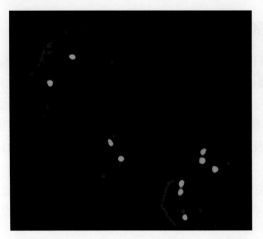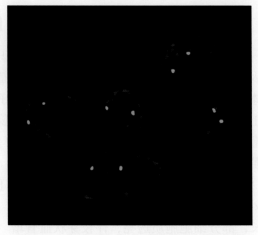

图 2-9-24　额叶肿物 1p 荧光原位杂交（100×）　　图 2-9-25　额叶肿物 19q 荧光原位杂交（100×）

■ 附

1. GFAP　胶质纤维酸性蛋白，是中间丝蛋白主要类型之一，也是神经胶质细胞的特异性中间丝蛋白，参与细胞骨架构成并维持其张力强度。GFAP 主要分布于中枢神经系统神经胶质细胞、室管膜细胞以及外周肌上皮细胞和成软骨细胞等。主要用于中枢神经系统原发性肿瘤的诊断。阳性部位：细胞质。

2. EMA　上皮细胞膜抗原，是一种糖蛋白。在大部分正常上皮和肿瘤上皮阳性表达（通常显示细胞膜和细胞质染色）。肿瘤表达包括大多数癌以及间皮瘤、滑膜肉瘤和上皮样肉瘤等。阳性部位：细胞质 / 细胞膜。

3. Olig-2　少突胶质细胞发生和成熟有关的转录因子 Olig 蛋白家族成员，表达于正常少突胶质细胞以及肿瘤性少突胶质细胞。此外，也较为广泛地表达于星形细胞肿瘤，应与其他抗体联合使用。临床应用中肿瘤性星形胶质细胞着色比少突胶质细胞弱，而室管膜瘤、中枢神经细胞瘤及神经节细胞瘤阴性。阳性部位：细胞核。

4. *IDH*-1R132H　*DH* 基因突变具有体细胞特异性，在胶质瘤的某些亚型中发生，可作为胶质瘤基因分型的依据，是胶质瘤病理学诊断和预后评估的重要参考指标，主要包括 *IDH* 1、*IDH* 2 的突变。*IDH* 1/ *IDH* 2 错义突变可发生在 *IDH* 1 的 132 位点（70%~80%）和 *IDH* 2 的 R172 和 R140 位点（<5%）。*IDH* -1R132H 突变见于星形细胞瘤、少突胶质细胞瘤以及继发性胶质母细胞瘤，且预后明显好于野生型。*IDH*-1R132H 突变情况可以通过 *IDH*-1R132H 突变性抗体进行免疫组织化学染色判断。阳性部位：细胞质。

5. 1p/19q 共缺失　染色体 1p/19q 联合性缺失 (codeletion) 是指 1 号染色体短臂和 19 号染色体长臂同时缺失，最早发现于少突胶质细胞瘤中。根据 2016 版中枢神经系统 WHO 分类，*IDH*1/2 基因突变和 1p/19q 共缺失是诊断少突胶质细胞瘤的必备分子指标。

（滕梁红　张　萌　孙　静　徐志卿）

第三部分

感染性疾病病理

数字资源

一、实习目的

1. 掌握结核病的基本病理变化和结核结节的组成、结核病的常见类型及其形态学特点和结局及临床病理联系。依据肉眼观察和镜下观察，能够准确描述其病变特点。

2. 掌握伤寒的基本病理变化和临床病理联系，依据肉眼观察和镜下观察，能够准确描述伤寒的病变特点。

3. 掌握细菌性痢疾的基本病理变化和假膜的成分及临床病理联系，依据肉眼观察和镜下观察，能够准确描述其病变特点。

4. 掌握血吸虫病的基本病理变化和主要器官的病变及其后果及临床病理联系，依据肉眼观察和镜下观察，能够准确描述其病变特点和血吸虫虫卵结节的镜下病变特点。

5. 熟悉梅毒的基本病理变化和临床病理类型。

6. 了解艾滋病的基本病理变化和临床病理联系。

二、实习内容

大体标本	切片标本
1. 原发性肺结核	1. 肺结核
2. 慢性纤维空洞型肺结核	2. 肾结核
3. 干酪性肺炎	3. 肠伤寒
4. 结核球	4. 细菌性痢疾
5. 急性粟粒性肺结核	5. 尖锐湿疣
6. 粟粒性肝结核	6. 梅毒
7. 肠结核	7. Kaposi 肉瘤
8. 肾结核	8. 阿米巴结肠炎
9. 肋骨结核	9. 肝血吸虫病
10. 肠伤寒	10. 血吸虫性肝硬化
11. 细菌性痢疾	
12. 梅毒性主动脉炎	
13. Kaposi 肉瘤	

三、病变标本大体观察及组织学观察

（一）大体观察

1. 原发性肺结核（primary pulmonary tuberculosis） 标本为小儿肺。可见右肺上叶肺膜下原发结核病灶及肺门淋巴结结核病灶，均呈灰黄色干酪样坏死状。结核性淋巴管炎肉眼不能见到。此病例已通过淋巴道进行播散，支气管旁淋巴结也被累及，呈灰黄色干酪样坏死状（图3-0-1）。

2. 慢性纤维空洞型肺结核（chronic fibro-cavitative pulmonary tuberculosis） 标本为肺。肺内可见一较大厚壁空洞，空洞内可见残存干酪样坏死物，空洞周围有一厚层纤维性组织将其包绕。周边肺组织见散在干酪样坏死灶（图3-0-2）。可见肺组织纤维组织增生和胸膜增厚。

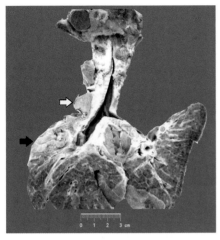

图 3-0-1 原发性肺结核
右肺膜下原发结核病灶（如黑箭头所示）
和支气管旁淋巴结灰黄色干酪样坏死（如
白箭头所示）

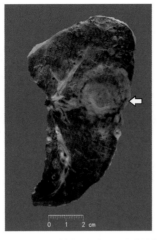

图 3-0-2 慢性纤维空洞型肺结核
左肺上叶厚壁空洞（如箭头所示）

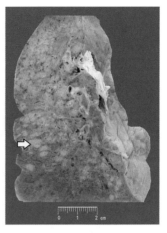

图 3-0-3 干酪性肺炎
肺切面弥漫大小不等的灰黄色干
酪样坏死灶（如箭头所示）

3. 干酪性肺炎（caseous pneumonia） 标本为肺。整个肺肿大，肺表面和切面可见大小不等的灰黄色干酪样坏死灶，呈大叶状分布（图 3-0-3）。

4. 结核球（tuberculoma） 标本为肺。肺内可见一直径约为 2.5 cm、境界清楚的病灶，病灶中央为灰黄色干酪样坏死灶，周围为灰白薄层纤维组织包绕。病灶周围肺组织纤维化，并可见多个新旧不一、大小不等的坏死灶。常可见胸膜增厚、粘连（图 3-0-4）。

5. 急性粟粒性肺结核（acute miliary tuberculosis of lung） 标本为肺。肺表面和切面可见大量分布均匀、大小较一致、灰白色或灰黄色、圆形、境界清楚的粟粒大小的结节状病灶（图 3-0-5）。

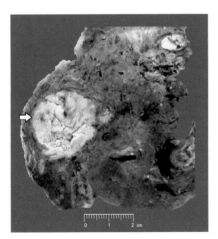

图 3-0-4 结核球
右肺近胸膜处一境界清楚的球形病灶，中
央为灰黄色干酪样坏死灶（如箭头所示）

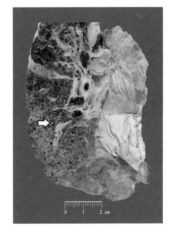

图 3-0-5 急性粟粒性肺结核
肺弥漫分布大小一致、灰白色、粟粒
大小的结节状病灶（如箭头所示）

6. 粟粒性肝结核（acute miliary tuberculosis of liver） 标本为肝。肝切面可见散在分布大小较一致、灰黄色、圆形或椭圆形、境界清楚、粟粒大小的结节状病灶（图 3-0-6）。

7. 肠结核（溃疡型）（tuberculosis of intestine, ulcer type） 标本为回肠。回肠黏膜面可见边缘不整的环行或带状溃疡，与肠腔长轴垂直，溃疡底部可见少许干酪样坏死物，与溃疡对应的浆膜面可见串珠状排列的灰白色或灰黄色小结节，这是结核性淋巴管炎所致（图 3-0-7）。

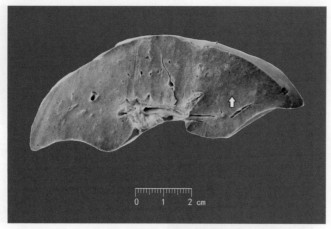

图 3-0-6　粟粒性肝结核
肝散在分布境界清楚、粟粒大小的结节状病灶（如箭头所示）

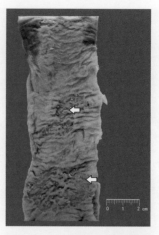

图 3-0-7　肠结核（溃疡型）
肠黏膜面带状溃疡，溃疡底部可见
少许干酪样坏死物（如箭头所示）

8. 肾结核（tuberculosis of kidney）　标本为肾。肾体积增大，切面可见肾实质的结构大部分被破坏而形成多数大小不等、边缘不整的空洞，空洞内壁可见残存的干酪样坏死物（图 3-0-8）。

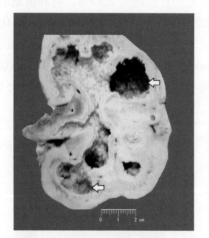

图 3-0-8　肾结核
肾切面多个大小不等的结核性空洞
（如箭头所示）

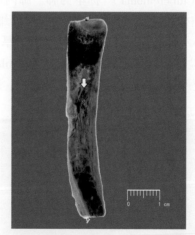

图 3-0-9　肋骨结核
肋骨切面的干酪样坏死病灶，病变侵
犯骨皮质伴有死骨形成（如箭头所示）

9. 肋骨结核（tuberculosis of rib）　标本为肋骨，肋骨中段切面可见灰白色、均质细腻的椭圆形干酪样坏死病灶，病变侵犯骨皮质，伴有死骨形成（图 3-0-9）。

10. 肠伤寒（typhoid fever of intestine）　标本为回肠。肠黏膜面的椭圆形隆起物，为肿胀的集合淋巴小结，色灰红，质软，表面不平似脑回，并可见多个散在分布的圆形隆起，为肿胀的孤立淋巴小结，此为髓样肿胀期（图 3-0-10）。

11. 细菌性痢疾（bacillary dysentery）　标本为结肠。结肠黏膜表面的大部分正常黏膜组织消失，被一层灰白污秽破絮状物所覆盖（假膜）。部分假膜脱落后形成大小不等、形状不一的表浅性溃疡（图 3-0-11）。

12. 梅毒性主动脉炎（syphilitic aortitis）　标本为心脏和主动脉，主动脉内膜表面呈现弥漫分布的微细而深陷的树皮样皱纹（图 3-0-12）。

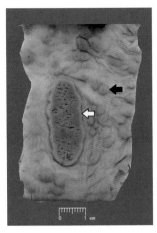

图 3-0-10　肠伤寒

肠黏膜面肿胀的集合淋巴小结（如白箭头所示）和孤立淋巴小结（如黑箭头所示），灰红色、质软似脑回

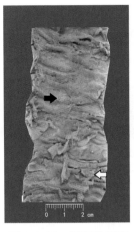

图 3-0-11　细菌性痢疾

结肠黏膜被覆形状不整的假膜（如白箭头所示）和形成浅表溃疡（如黑箭头所示）

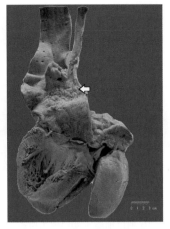

图 3-0-12　梅毒性主动脉炎

主动脉内膜面呈现弥漫分布的树皮样皱纹（如箭头所示）

13. Kaposi 肉瘤（Kaposi sarcoma）　标本为足。足及踝部皮肤表面可见大小不等、境界不清楚的暗蓝或紫棕色斑块或结节，并向下肢近端蔓延（图 3-0-13）。

（二）组织学观察

1. 肺结核（pulmonary tuberculosis）

（1）低倍镜：镜下可见局部正常肺组织结构消失，散在多个结核结节，结节中央呈粉红染、无结构、颗粒状的干酪样坏死物，邻近肺泡腔代偿性扩张。

（2）高倍镜：结节中央呈干酪样坏死物，周围有呈放射状排列的类上皮细胞和散在的朗汉斯巨细胞。结节边缘为淋巴细胞、成纤维细胞。类上皮细胞的形态特征：胞体大，呈梭形或多角形，胞质丰富、淡染，境界不清，核染色质少。朗汉斯巨细胞是一种与结核分枝杆菌感染相关的多核巨细胞，其形态特征：细胞圆形或卵圆形，大小不一，

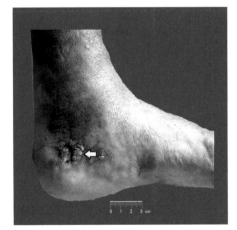

图 3-0-13　Kaposi 肉瘤

足踝部皮肤表面可见紫棕色斑块和结节（如箭头所示）

胞体大，胞质丰富，细胞核数量增多，呈花环状或呈马蹄形密集在胞体的一端，多位于肉芽肿边缘（图 3-0-14）。

（3）诊断要点：结核结节形成。

2. 肾结核（tuberculosis of kidney）

（1）低倍镜：镜下可见局部正常肾组织结构消失，散在多个结核结节，结节与周围组织分界清楚。结节中央可见粉红染、无结构、颗粒状的干酪样坏死物，周围可见散在分布的朗汉斯巨细胞及类上皮细胞，边缘可见成纤维细胞及炎症细胞等（图 3-0-15）。

（2）高倍镜：结节中央有红染、均质、细颗粒的干酪样坏死物，周围有呈放射状排列的类上皮细胞和散在的朗汉斯巨细胞。结节边缘为淋巴细胞、成纤维细胞。类上皮细胞：胞体大，呈梭形或多角形，胞质丰富、淡染，境界不清，核染色质少。朗汉斯巨细胞：为一种多核巨细胞，胞体大，胞质丰富，多核且呈花环状或马蹄形密集在胞体的一端。

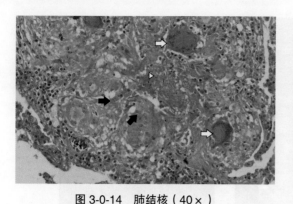

图 3-0-14　肺结核（40×）

肺结核结节中央的干酪样坏死物（如三角所示）、周边的多个朗汉斯巨细胞（如白箭头所示）和上皮样细胞（如黑箭头所示）

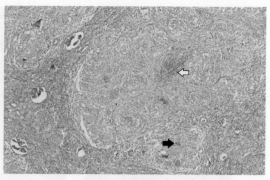

图 3-0-15　肾结核（10×）

肾组织可见多个散在结核结节，结节中央呈粉红染无结构的干酪样坏死物（如白箭头所示），周边散在分布朗汉斯巨细胞（如黑箭头所示）

（3）诊断要点：肾结核结节形成。

3. 肠伤寒（typhoid fever of intestine）

（1）低倍镜：镜下可见回肠组织。黏膜层及黏膜下层淋巴滤泡增生，淋巴滤泡内有大量的巨噬细胞增生并聚集成团，形成伤寒小结。

（2）高倍镜：淋巴滤泡内增生的巨噬细胞体积较大，胞质丰富，核圆形或肾形，胞质内可见吞噬的伤寒杆菌、红细胞和细胞碎片，尤以吞噬红细胞明显，这种巨噬细胞即为伤寒细胞（图 3-0-16）。

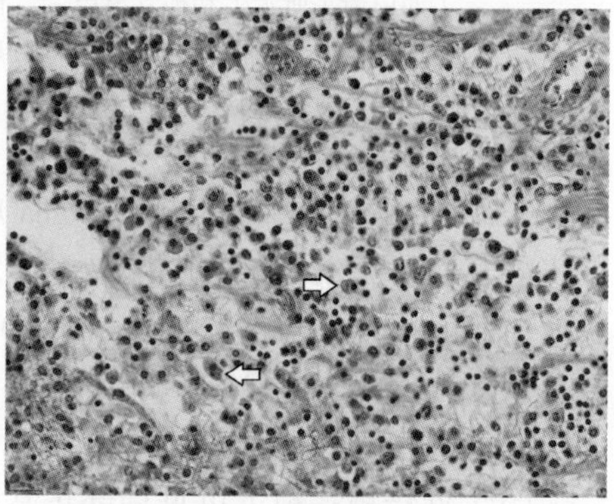

（3）诊断要点：伤寒小结的形成。

4. 细菌性痢疾（bacillary dysentery）

图 3-0-16　肠伤寒（40×）

增生的巨噬细胞和伤寒细胞（如箭头所示）

（1）低倍镜：镜下可见结肠组织。病变主要位于黏膜层，肠黏膜局部表浅坏死、脱落及形成假膜。黏膜层及黏膜下层充血、水肿并有炎症细胞浸润（图 3-0-17）。

（2）高倍镜：假膜由渗出的纤维素、细菌、中性粒细胞、坏死组织、红细胞共同形成。

（3）诊断要点：假膜的成分及其部位。

5. 尖锐湿疣（condyloma acuminatum）

（1）低倍镜：镜下可见皮肤组织。表皮角质层轻度增厚，细胞角化不全。棘层肥厚，呈乳头状瘤样增生，表皮突增粗延长。表皮浅层内可见挖空细胞。真皮层可见毛细血管扩张充血，大量慢性炎症细胞浸润。

（2）高倍镜：挖空细胞体积较大，胞质空泡状，核增大居中，圆形、椭圆形或不规则形，染色深，可见双核或多核（图 3-0-18）。

（3）诊断要点：表皮增厚，浅层有挖空细胞出现。

6. 梅毒（syphilis）

（1）低倍镜：表皮轻度角化亢进，表皮内急、慢性炎症细胞浸润，上皮角下延、真皮乳头上移，真皮浅层小血管增生，周围多量炎症细胞浸润（图 3-0-19）。

（2）高倍镜：真皮浅层小血管增生、内皮细胞肿胀，周围多量淋巴细胞、浆细胞及中性粒细胞浸润，免疫组织化学染色显示在表皮细胞间和真皮血管周围见梅毒螺旋体，呈棕褐色、细杆状（图 3-0-20）。

（3）诊断要点：真皮浅层小血管增生，血管周围大量淋巴细胞、浆细胞浸润。

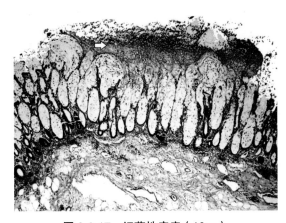

图 3-0-17　细菌性痢疾（10×）

结肠黏膜局部表浅坏死、脱落及形成假膜（如箭头所示）

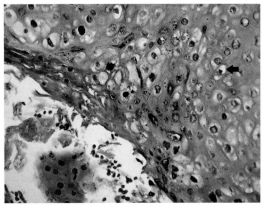

图 3-0-18　尖锐湿疣（40×）

挖空细胞体积较大，胞质空泡状（如箭头所示）

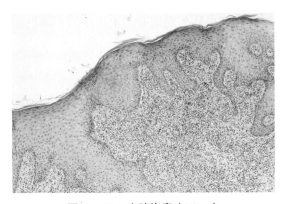

图 3-0-19　皮肤梅毒（10×）

真皮浅层小血管明显增生、内皮细胞肿胀，周围多量
淋巴细胞、浆细胞及中性粒细胞浸润

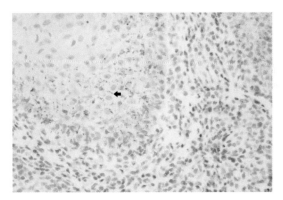

图 3-0-20　皮肤梅毒螺旋体免疫组织化学染色（40×）

表皮细胞间和真皮血管周围见棕褐色、细杆状梅毒螺旋
体（如黑箭头所示）

7. Kaposi 肉瘤（Kaposi sarcoma）

（1）低倍镜：镜下可见淋巴结组织。淋巴结结构被破坏，取而代之的是大量梭形细胞，以及含有红细胞的裂隙。

（2）高倍镜：肿瘤细胞呈梭形，核细长，核分裂象罕见。肿瘤细胞之间形成裂隙样间隙，部分裂隙可被覆内皮细胞，有时裂隙腔内有红细胞。有时见梭形细胞异型性较明显，或见胞质内嗜酸性透明小体，间质内可见含铁血黄素沉积，及少量淋巴细胞、巨噬细胞浸润（图 3-0-21）。

（3）诊断要点：大量梭形的肿瘤细胞及含有红细胞的裂隙，细胞异型性小，胞质内有嗜酸性透明小体。

8. 阿米巴结肠炎（amoebic colitis）

（1）低倍镜：结肠黏膜轻度慢性炎症，固有层少量淋巴细胞、中性粒细胞和嗜酸性粒细胞浸润，黏膜表面炎性渗出物内见圆形阿米巴滋养体。

（2）高倍镜：阿米巴滋养体呈圆形，核小呈紫蓝色，胞质弱嗜碱性，胞质内可见吞噬的红细胞、淋巴细胞、组织或细胞碎片等（图 3-0-22）。

（3）诊断要点：炎性渗出物或坏死组织边缘见阿米巴滋养体。

9. 肝血吸虫病（liver schistosomiasis）

（1）低倍镜：镜下可见肝组织。汇管区可见少数慢性虫卵结节，并有大量增生的纤维组织沿

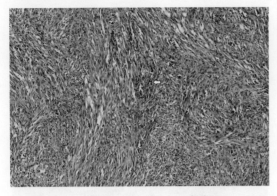

图 3-0-21　Kaposi 肉瘤

梭形肿瘤细胞间可见红细胞渗出（如箭头所示）

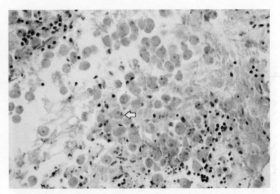

图 3-0-22　阿米巴结肠炎（40×）

阿米巴滋养体（如箭头所示）

门静脉周围分布。

（2）高倍镜：慢性虫卵结节中央可见数个破裂和钙化的虫卵，周围有类上皮细胞、淋巴细胞和纤维组织包绕（图 3-0-23）。

（3）诊断要点：慢性虫卵结节，大量增生的纤维组织沿门静脉分布。

10. 血吸虫性肝硬化（schistosomiasis cirrhosis）

（1）低倍镜：镜下可见肝组织。小叶结构紊乱，纤维间隔分隔肝实质呈结节状，局部间隔边缘见虫卵结构。

（2）高倍镜：纤维分隔致密，主要沿门静脉及其分支分布，虫卵呈卵圆形，轮廓清晰，部分伴钙化（图 3-0-24）。

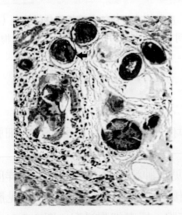

图 3-0-23　肝血吸虫病（40×）

慢性虫卵结节中央可见数个破裂和
钙化的虫卵（如箭头所示）

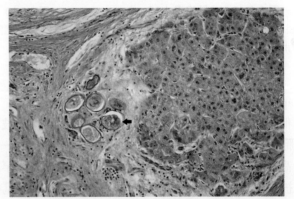

图 3-0-24　血吸虫性肝硬化（40×）

纤维分隔致密，沿门静脉及其分支分布，虫卵轮廓清
晰，部分伴钙化（如箭头所示）

（3）诊断要点：沿门静脉分支分布的大量增生纤维组织，虫卵结节。

四、思考题

1. 什么是原发性肺结核？它是如何浸润进展的？

2. 继发性肺结核有哪些种类？它们各自的特点是什么？

3. 原发性肺结核与继发性肺结核有何区别？

4. 干酪样肺炎与大、小叶性肺炎有何不同？

5. 肺结核球与周围型肺癌有何不同？

6. 肠结核、肠伤寒、细菌性痢疾、肠血吸虫病、肠阿米巴病的肠道病变有何异同？请从病因、病变特点及临床表现方面对这些疾病进行鉴别。

7. 简述血吸虫虫卵的组织形态学特点。血吸虫性肝硬化与肝炎后肝硬化的病变特点有何不同？

8. 简述阿米巴滋养体的组织形态学特点。阿米巴痢疾与细菌性痢疾的病理变化和临床表现有何不同？

五、临床病理联系

病 例 1

【病例摘要】 患者，女，22 岁，因间断发热 1 个月余，伴盗汗，无咳嗽、咳痰、胸痛等入院。胸部 CT：右肺下叶后基底段团块，密度不均，其内可见液化坏死，邻近肺野少许斑片、磨玻璃影，与胸膜分界不清，邻近胸腔少许液体密度影，增强扫描不均匀强化。纵隔、肺门未见明显肿大淋巴结。左侧胸膜未见明显增厚。心脏外形未见明显增大。提示：右肺下叶后基底段团块，其内液化坏死，邻近肺野少许炎性病变，与胸膜分界不清，考虑炎性病变可能。

实验室检查：痰涂片及痰培养结核分枝杆菌检查均为阴性。临床诊断：肺部感染。

【病理检查】 检查材料及部位：右肺下叶病灶穿刺活检。大体检查：条形组织 3 段，总长 3 cm，直径 0.1 cm。显微镜检查：肺组织慢性肉芽肿性炎伴干酪样坏死（图 3-0-25）。特殊染色：抗酸染色查到阳性杆菌（＋）（图 3-0-26），PAS 染色（－）。分子病理：结核分枝杆菌核酸检测阳性（TB-DNA ＋）。

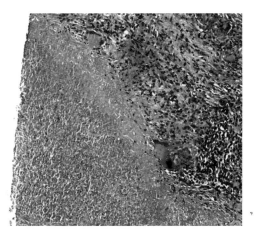
图 3-0-25　肺穿刺活检标本（10×）

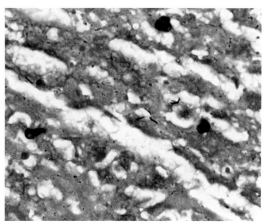
图 3-0-26　肺穿刺活检标本（抗酸染色，100×）
抗酸染色显示查到阳性杆菌

【病理诊断】（右肺下叶）结核。
【问题】
1. 请在图片上标注主要病变。
2. 请列出诊断依据。

病 例 2

【病例摘要】 患者，男，54 岁。患者 2 年前无明显诱因间断腹泻，黏液便，每日 6～7 次，伴下腹痛，偶有便血，在当地医院完善胃肠镜检查提示：十二指肠溃疡，溃疡性结肠炎。服用中药治疗，症状减轻，内镜术前筛查发现 HIV 阳性。近 20 天腹泻、便血症状加重，腹痛、乏力明显，体重较前下降 15 kg。体格检查：神清语明，皮肤黏膜无黄染，口腔黏膜可见白斑，心、肺未闻及明显异常，腹部平坦，下腹部压痛阳性，无反跳痛、肌紧张，Murphy 征阴性，肠鸣音 4 次 / 分，双下肢无水肿。辅助检查：全血细胞分析：血红蛋白 89 g/L，红细胞比容 31.4%，平均红细胞体积 70.4 fl。平均红细胞血红蛋白含量 20 pg，平均红细胞血红蛋白浓度 283 g/L。电子肠镜检查：进镜后即见肠腔内血性糊状物，肠腔多发溃疡性改变，部分伴黏膜增生，呈条状及椭圆形，乙状结肠及直肠部分溃疡伴出血。

临床诊断：腹泻原因待查——溃疡性结肠炎？肠结核？艾滋病（AIDS，获得性免疫缺陷综合征）。

【病理检查】 检查材料及部位：回盲部肠镜活检。大体检查：灰白粟粒大软组织 1 块，直径 0.2 cm 。显微镜检查：HE 染色所见肠黏膜上皮部分脱失，固有层少量淋巴细胞、中性粒细胞和嗜酸性粒细胞浸润，黏膜表面炎性渗出物内见圆形阿米巴滋养体，核小呈紫蓝色，胞质弱嗜碱性，浆内可见吞噬的红细胞、淋巴细胞、组织或细胞碎片（图 3-0-27）。特殊染色检查：PAS（+）（图 3-0-28）；抗酸（-）。

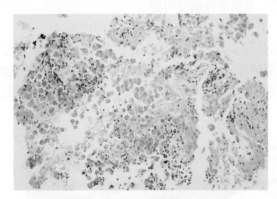 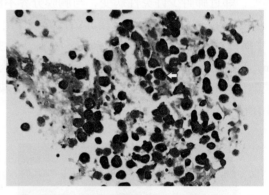

图 3-0-27　回盲部活检标本（40×）　　　图 3-0-28　回盲部活检标本 PAS 染色（40×）

【病理诊断】 （回盲部）阿米巴结肠炎。
【问题】
1. 请在图片上标注主要病变。
2. 请列出诊断依据。

病 例 3

【病例摘要】 患者，男，58 岁，8 年前诊断为"肝硬化"，7 年前行 TIPS（经颈静脉肝内门体分流术）治疗。40 天前出现右上腹痛，呈中等程度，非喷射性呕吐，呕吐物为胃内容物，共 1 次。无发热、皮肤瘙痒、腹部包块。患者自发病以来精神可，食量无变化，睡眠欠佳，尿液呈黄浓茶色、粪便正常、体重无变化。体格检查：神志清楚，慢性病容，腹部平坦，腹壁柔软，无肌紧张，无压痛、反跳痛，肝、脾未触及，移动性浊音阴性，无肝区叩痛，肝上界位于右锁骨中线第 5 肋间，肠鸣音 5 次 / 分，无下肢水肿，无扑翼样震颤。

辅助检查：丙氨酸氨基转移酶 11.5 U/L，天冬氨酸氨基转移酶 52 U/L，总胆红素 512.5 μmol/L，直接胆红素 345.4 μmol/L，总蛋白 57.3 g/L，白蛋白 31.1 g/L。腹部 CT：TIPS 分流术后及脾栓塞术后改变，肝内多发结节状致密影，考虑钙化灶；肝硬化，脾大，副脾。临床诊断：肝硬化，脾大。

【**病理检查**】　检查材料及部位：肝移植术 - 病肝。大体检查：全切肝，体积 21 cm×12 cm× 6 cm，肝被膜完整，表面及切面呈结节状，结节直径 0.2～0.5 cm，实性、质中。显微镜检查：肝组织小叶结构紊乱，致密纤维隔分隔肝实质呈结节状，纤维间隔沿门静脉及其分支分布，炎症轻，纤维隔边缘近肝细胞处见虫卵结节，呈卵圆形，部分伴钙化（图 3-0-29）。特殊染色检查：网织染色（图 3-0-30）。免疫组化：HBsAg（－），HBcAg（－），CK7（胆管＋），CK19（胆管＋）。

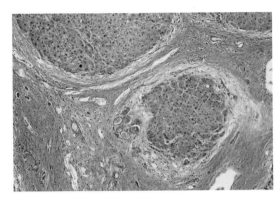

图 3-0-29　肝组织（10×）

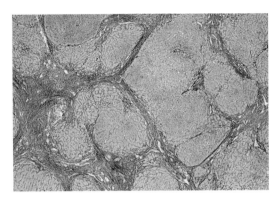

图 3-0-30　肝组织（4×）

【**病理诊断**】　（病肝）血吸虫性肝硬化。

【**问题**】

1. 请在图片上标注主要病变。
2. 请列出诊断依据。

■ 附

TP：梅毒螺旋体抗体，用于检测组织中梅毒螺旋体，1 期梅毒阳性部位主要位于表皮下部近基底细胞层、真皮血管周围；2 期梅毒阳性主要位于表皮全层，附属器周围及真皮血管周围；3 期主要于血管内见螺旋体分布。阳性模式为棕褐色细杆状。

（袁远　穆晶　常静）

第四部分

临床病理讨论

病 例 1

【病例摘要】 患者，男，60岁，咳嗽、胸痛1个月，加重1周入院。1个月前感冒后开始咳嗽，伴胸痛，自服抗炎药，未见明显好转，近1周症状加重。患者吸烟史20年，每天约20支。高血压病史8年。入院后患者咳嗽加重，痰中带血，夜间不能平卧。胸部X线片示：左肺下叶占位性病变，心影稍增大，双侧少量胸腔积液。心电图大致正常。心脏彩超示：左室舒张功能减退，心包积液。入院第3天患者突发呼吸困难、心率减慢、血压降低、心搏停止，抢救无效死亡。

【尸检记录摘要】

肉眼观察

1. 体表检查　发育正常，营养中等。

2. 胸腹腔检查　双侧胸膜腔可见黄色液体，左侧400 ml，右侧750 ml。心脏位置正常，上附少量脂肪组织，表面粗糙，可见颗粒状隆起物，心包腔内可见约420 ml血性液体，无凝血块。腹腔各脏器及大网膜位置正常，各脏器之间无粘连。

3. 心血管系统　心脏重量420 g，外膜附少量脂肪组织，冠状动脉走行无变异。各心腔内可见多量凝血块。心肌暗红色，纹理尚清楚。左心室壁厚1.45 cm，右心室壁厚0.35 cm。心内膜光滑，左、右心房室瓣膜未见明显异常。主动脉各段内膜均可见散在的、不规则、片状增厚区，部分表面溃烂、脱落，缺损形成，其内可见微黄色、无结构的物质，未见凝血块，血管外膜未见膨出。

4. 呼吸系统　肺门淋巴结肿大，最大直径达2 cm，切面灰白，质硬。左肺下叶表面见皱缩区，触及一质硬区，约4 cm×2 cm×1 cm大小，与周围边界不清。其余肺叶外形饱满，切面部分呈暗红色，可见液体流出。

5. 脾重650 g，被膜尚光滑，切面暗红色，质地较脆。

6. 其余未见明显异常。

镜下观察

1. 肺　双肺弥漫性肺泡间隔增宽，毛细血管扩张淤血，大多数肺泡腔内见明显的淡粉色液体及少量红细胞漏出。肺泡腔内可见吞噬红细胞的巨噬细胞。左肺下叶内可见异型细胞呈实性团块或小条索状排列，部分可见腺腔形成，部分排列成管状或腺样结构。细胞体积较大，胞质红染，核大，核质比值较高，有明显的嗜酸性核仁，可见病理性核分裂象。部分细胞胞质内可见空泡。异型细胞侵及肺膜及支气管软骨组织。脉管内可见异型细胞栓子的形成。肺门淋巴结内可见异型细胞呈腺腔样排列。部分胸膜纤维结缔组织增生，伴有玻璃样变性。免疫组化：TTF-1（＋），P40（－）。

2. 心脏　心外膜颗粒状隆起物取材，镜下为脉管内异型细胞栓子，组织结构及细胞形态与肺的异型细胞类似。心肌纤维排列尚可，但可见明显的心肌断裂现象，断端参差不齐、肌原纤维长短不一。部分心肌细胞变细，呈波纹状；部分心肌细胞增粗，横纹清楚，核大，深染；部分心肌细胞核两端可见明显的褐色颗粒。主动脉及冠状动脉内膜可见部分增厚，冠状动脉内膜呈半月形增厚。表面纤维组织增生伴玻璃样物质沉积，下方为无结构、破碎粉染物质，内含有针状裂隙，边缘可见体积较大、胞质丰富的细胞，核小位于中央，胞质内见明显的泡沫形成。

3. 肝　肝被膜未见增厚，肝小叶结构完整。中央静脉扩张，血窦扩张并充盈，少量肝细胞内可见体积较小的、圆形、张力性空泡。偶见肝细胞解离，其间存在多量红细胞。

4. 肾　部分肾小球纤维化，部分肾小球代偿肥大。入球小动脉增厚，内皮下可见红染玻璃样物质沉积。近曲肾小管上皮细胞体积增大，胞质内见粉染细颗粒状物，管腔内见管型。

5. 脾被膜略增厚，白髓、红髓结构不清，脾小结数量明显减少，髓窦高度扩张充盈。脾小动脉壁增厚，内皮下可见红染玻璃样物质沉积。

【问题】

1. 结合尸检所见的病理改变，请列出完整的病理诊断和诊断依据。

2. 结合临床表现，分析病变发展过程和死亡原因。

3. 解释病理改变与临床表现之间的关系。

【问答要点】

1. 病理诊断

（1）左肺下叶周围型中 - 低分化腺癌，伴肺门淋巴结转移、气管旁转移、心包转移及脉管内瘤栓。

（2）血性心包积液。

（3）肺淤血。

（4）肝淤血。

（5）胸腔积液。

（6）主动脉粥样硬化，冠状动脉粥样硬化。

（7）高血压性心脏病。

（8）高血压性肾病。

（9）脾小动脉玻璃样变性。

2. 死亡原因　因肺癌发生心包转移引起血性心包积液、心脏压塞，导致心源性休克（阻塞性休克）死亡。

病 例 2

【病例摘要】　患者，女，32 岁。因产后持续发热、心悸、气促、干咳 2 个月，加重 2 天就诊。患者 2 个月前顺产一男婴，产后出现发热、心悸、气促、偶有干咳，诊断为产褥感染，予以抗感染治疗，无明显效果，病情逐渐加重，体温高达 40.5 ℃，伴头痛、咳痰。既往体健。

体格检查：体温 39 ℃，脉搏 110 次 / 分，呼吸 20 次 / 分，血压 102/65 mmHg。急性病容，表情淡漠、贫血貌，全身皮肤及巩膜轻度黄染。双肺呼吸音粗。心电图示窦性心动过速。肝肋下 2.5 cm，质中等，压痛明显。脾未触及。双下肢轻度水肿。颈抵抗（+），克氏征（+），布氏征（+）。

辅助检查：白细胞 8.3×10^9/L，中性粒细胞 70%，淋巴细胞 28%，血红蛋白 65 g/L，血小板 46×10^9/L，血沉 30 mm/h。肝功能检查：ALT 170 U/L，尿胆原（+），尿胆红素（+）。PPD 试验（+）痰涂片抗酸杆菌阴性。胸部 X 线片疑肺粟粒性结核。腰椎穿刺脑脊液检查示：压力 200 mmHg，细胞数 96×10^6/L，单个核细胞 65%，多个核细胞 35%；糖 2.0 mmol/L，氯化物 106 mmol/L，蛋白质 2.3 g/L，脑脊液涂片未见抗酸杆菌、隐球菌、革兰氏菌和肿瘤细胞。头颅 CT 检查未见异常。

入院 1 天病情突然恶化，呼吸困难，抢救无效死亡。

【尸检记录摘要】

肉眼观察

1. 体表检查　躯干及四肢背侧可见暗红色尸斑。

2. 体腔检查　双侧胸膜腔可见淡粉色液体，均约 300 ml。两肺灰红色，部分质地略实，与胸膜粘连。心脏位置正常，上附少量脂肪组织，表面光滑，未见粘连，心包腔内可见约 40 ml 清亮液体。腹腔内约 1000 ml 血性液体。腹腔各脏器及大网膜位置正常，各脏器之间无粘连。

3. 心血管系统　心脏重量 325 g。外膜附少量脂肪组织，冠状动脉走行无变异。沿血流方向打开各心腔，心腔内可见少量不凝血。心肌暗红色，纹理尚清楚。心内膜光滑，左、右心房室瓣膜、腱索、肉柱及乳头肌未见明显异常。左心室壁厚 1.1 cm，右心室壁厚 0.3 cm。二尖瓣周径 9 cm，主动脉瓣周径 6 cm，三尖瓣周径 9.5 cm，肺动脉瓣周径 4.5 cm。胸、腹主动脉内膜光滑，局部血管分支处脂纹形成，未见明显斑块及血栓。

4. 呼吸系统　气管和支气管黏膜光滑，腔内见少许粉红色泡沫状液体。肺改变：左肺两叶，重 425 g；右肺三叶，重 540 g。两肺表面与切面可见大量分布均匀、大小一致、灰白色或灰黄色、粟粒大小的结节状病灶。

5. 消化系统　肝大小 29 cm×18 cm×6 cm，重 1735 g。肝表面与切面可见大量分布均匀、大小一致、灰白色或灰黄色、粟粒大小的结节。食管、胃、小肠、结肠、直肠、阑尾、胆囊及胰腺未见著变。

6. 泌尿生殖系统　肾、输尿管及膀胱未见异常。子宫体大小 30 cm×16.5 cm×5 cm，柔软，前壁正中 "Y" 字形剖开，内膜光滑，未见胎盘组织残留，子宫壁厚 4 cm，柔软。双侧卵巢均为 3 cm×2.5 cm×1 cm，表面及切面未见著变，输卵管长 14 cm，直径 0.5 cm，伞端开放。

7. 淋巴造血系统　全身淋巴结未见明显肿大。脾重 315 g，大小 16.5 cm×10.5 cm×3 cm。脾表面与切面可见大量分布均匀、大小一致、灰白色或灰黄色、圆形、境界清楚的结节状病灶。

8. 脑组织　脑回变扁、脑沟变浅，脑膜血管充血，蛛网膜下腔混浊，脑膜可见大量大小一致、灰白色或灰黄色的粟粒结节。小脑扁桃体被挤入枕骨大孔。

9. 其余未见明显异常。

镜下观察

1. 肺　肺组织内可见多个散在结节病灶，结节中央有粉红染、无结构颗粒状的干酪样坏死物，周围有呈放射状排列的类上皮细胞和散在的朗汉斯巨细胞。结节边缘可见淋巴细胞、成纤维细胞。抗酸染色查到阳性杆菌（＋）。

2. 脑膜充血水肿，蛛网膜下腔可见多个有干酪样坏死的炎性肉芽肿，形态同肺部结节。

3. 肝　肝组织内亦可见多个散在结节，形态同肺部结节。

4. 脾　脾组织内亦可见多个散在结节，形态同肺部结节。

【问题】

1. 结合尸检所见，请列出完整的病理诊断和诊断依据。

2. 结合临床表现，分析病变发展过程和死亡原因。

3. 解释病理改变与临床表现之间的关系。

4. 解释各脏器病变之间的相互关系。

【问答要点】

1. 病理诊断

（1）急性全身粟粒性结核病（肺、脑膜、肝、脾）。

（2）胸腔积液。

（3）腹水。

（4）小脑扁桃体疝。

2. 死亡原因　因急性全身粟粒性结核病、结核性脑膜炎，合并脑水肿，引起小脑扁桃体疝，压迫呼吸、循环中枢，导致患者死亡。

病 例 3

【病例摘要】　患者，女，45 岁。发现左乳肿块 1 年，生长速度加快 1 个半月。1 年前无意中发现左乳外上方有一黄豆大小的肿块，无疼痛，局部不热不红，未引起重视。近 1 个半月感觉肿块明显变大，偶觉头晕，遂就诊入院。

体格检查：双乳稍不对称，左乳外上象限距乳头 2 cm 处可触及一 2.5 cm×1.5 cm 肿物，质硬，不规则，皮肤表面呈橘皮样改变，乳头略向下凹陷，左腋窝可触及一个直径 2.5 cm 的肿块，质地较硬，边界欠清楚，较固定。右乳未见异常。

辅助检查：乳腺超声示左乳外上区不规则实性占位，边缘呈蟹足样，周边血流信号丰富。乳腺钼靶示左乳外上象限密度增高的肿块影，边界不规则，呈毛刺征。可见钙化点，颗粒细小，呈泥沙样。

入院后 3 天，患者突发头痛，喷射性呕吐，后深度昏迷，呼吸、心搏停止，抢救无效后死亡。

【尸检记录摘要】

肉眼观察

1. 体表检查　皮肤、口唇发绀，余未见异常。

2. 肺　双肺下叶轻度淤血、水肿。

3. 脑　表面血管扩张充血，脑回增宽，脑沟变浅，脑组织切面可见数十个大小相近的灰白色结节（直径约 0.5 cm），枕骨大孔处可见小脑扁桃体切迹。

4. 乳腺　皮肤表面呈橘皮样改变，乳头略向下凹陷，切面可见一约 2.3 cm×1.4 cm 肿物，质硬，色灰白，呈浸润性生长，状如蟹足。腋窝处见一直径约 1.5 cm 的灰白色结节，质地、色泽同乳腺肿物。

镜下观察

1. 乳腺组织　可见肿瘤细胞呈巢状或条索状排列，与间质分界清楚，无明显腺腔形成。瘤细胞大小、形态不一，核深染，可见病理性核分裂象。瘤细胞团之间可见增生的纤维组织及血管。免疫组化：ER（+），PR（+），HER-2（+），E-Cadherin（+），P120 膜（+）。

2. 脑组织及腋下淋巴结组织　镜下形态与乳腺内肿瘤组织相似。

【问题】

1. 结合尸检所见的病理改变，请列出完整的病理诊断和诊断依据。

2. 结合临床表现，分析病变发展过程和死亡原因。

3. 乳房皮肤的局部病变是怎样形成的？

【问答要点】

1. 病理诊断

（1）乳腺浸润性导管癌伴淋巴结转移、脑转移。

（2）脑水肿。

（3）小脑扁桃体疝。

（4）肺淤血。

2. 死亡原因　乳腺癌脑转移，并发脑水肿，引起小脑扁桃体疝，压迫呼吸、循环中枢，导致患者死亡。

病 例 4

【病例摘要】　患者，女，64 岁。高热（体温 39.1 ℃）、畏寒、咳嗽、咳少量白痰 7 天，于 2003 年 3 月 31 日（SARS 疫情期间）入院。与咳嗽、发热的家庭成员有密切接触史。既往有糖尿病史。实验室检查：白细胞计数 $3.7×10^9$/L，淋巴细胞 16%。胸部 X 线片显示右肺中叶、下叶片状模糊影。患者于 2003 年 4 月 6 日死亡。

【尸检记录摘要】

肉眼观察

1. 双肺明显膨胀，肺膜光滑，胸腔内无明显积液。切面双肺暗红色，实性变，质韧，可见粉红色泡沫状液体流出。

2. 脾被膜光滑，质软，切面明显充血、出血，脾小体不清。

镜下观察

1. 肺　肺组织广泛充血、出血及水肿，肺泡间隔明显增宽、水肿，毛细血管高度扩张、充血、出血，间质成纤维细胞增生，少量淋巴细胞及单核细胞为主的炎症细胞浸润。肺泡壁被破坏，肺泡上皮细胞肿胀变性、部分脱落，呈脱屑性肺炎改变。肺泡上皮细胞内偶见病毒包涵体样结构。部分肺泡腔内充满浆液性渗出物，内含脱落的肺泡上皮细胞。部分肺泡腔内渗出物含有较多量的粉红色絮状纤维素，部分肺泡腔面可见粉染均质状膜样物贴附于肺泡壁。

2. 肺门淋巴结　肺门淋巴结淋巴细胞减少，淋巴滤泡和生发中心消失，组织细胞增生，并可见巨噬细胞吞噬红细胞的现象。

3. 心　部分心肌纤维萎缩，间质血管扩张、充血，间质及心脏外膜有少量淋巴细胞浸润。

4. 肝　肝组织小叶结构存在，小叶内肝细胞轻度肿胀、脂肪变性，肝窦细胞增生活跃，汇管区略扩大，少量淋巴细胞浸润。

5. 肾　肾小管上皮细胞水肿，可见少量蛋白管型。间质散在少量淋巴细胞浸润。

6. 脾　脾白髓明显萎缩，甚或消失，淋巴细胞数量明显减少；红髓髓窦扩张，充血、出血，可见灶性出血坏死。

7. 胰腺　腺泡轻度萎缩，少量淋巴细胞浸润。可见多数胰岛萎缩或有粉红色基质样物质沉积。

8. 肾上腺　广泛性出血坏死。

9. 消化道　胃、小肠、结肠均未见明显病理变化。肠黏膜固有层淋巴组织减少，甚至消失。

【问题】

1. 结合尸检的病理改变，请列出病理诊断和诊断依据。

2. 结合临床表现，分析病变发展过程。

【问答要点】

1. 病理诊断　严重急性呼吸综合征（SARS）。

2. 诊断依据

（1）急性肺淤血、肺水肿的病理特征。

（2）间质性肺炎病理特征，可见病毒包涵体。

（3）临床表现。

（4）流行病学史。

病 例 5

【病例摘要】　患者，女，28岁。反复心悸、气促5年，加重伴发热、咳嗽8天。近5年来劳累后有心悸、气促，休息后好转。1个月前拔牙后有发热症状，服药后症状缓解。近8天来心悸、气促加重不能平卧，伴发热、咳嗽。既往有膝踝关节肿痛病史10年。

体格检查：T 38.5℃，P 120次/分，R 23次/分，BP 85/52 mmHg，呈半卧位，神志清楚，烦躁，四肢冷，唇、甲床发绀。叩诊示心界向左、右两侧扩大，心律齐，二尖瓣区可闻及收缩期及舒张期杂音。双侧肺底部可闻及湿啰音。肝下界位于右肋缘下锁骨中线3 cm处。脾于左肋下2 cm处。

实验室检查：白细胞13.5×10^9/L，中性粒细胞80%，淋巴细胞18%，红细胞3.52×10^{12}/L，血红蛋白96 g/L，血沉30 mm/h。血细菌培养：草绿色链球菌（＋）。

入院后予以抗感染、抗休克治疗，未见明显好转，3天后出现咳粉红色痰，伴重度呼吸困难，明显发绀，经抢救无效，心搏、呼吸停止而死亡。

【尸检记录摘要】

肉眼观察

1. 心脏　左、右心房扩大。二尖瓣增厚、变形，局部可见穿孔。二尖瓣游离缘可见多个绿豆至黄豆大小的灰褐色赘生物，呈菜花状，质松脆，易破碎。腱索增粗。

2. 肺　两肺肿胀，暗红色，切面可见血性液体溢出。左肺下叶见两处灰红色楔形实变区。

3. 脾　在脾切面近被膜处可见一处不规则形灰白色病灶。

镜下观察

1. 心脏　心瓣膜上可见血小板、纤维蛋白、细菌菌落、坏死组织和中性粒细胞，溃疡底部可见肉芽组织增生、淋巴细胞和单核细胞浸润。

2. 肺　肺泡壁毛细血管扩张、充血，肺泡腔内充满粉染细颗粒状物和少量红细胞，并可见部分区域肺组织肺泡腔、小支气管腔和肺间质充满红细胞，肺泡上皮细胞坏死，肺泡轮廓隐约可见。

3. 脾　脾病灶的组织结构轮廓隐约可见，细胞核消失，可见周围组织炎症细胞浸润，小血管充血、出血。

【问题】

1. 结合尸检所见的病理改变，请列出完整的病理诊断和诊断依据。

2. 结合临床表现，分析病变发展过程和死亡原因。

3. 解释病理改变与临床表现之间的关系。

【问答要点】

1. 病理诊断

（1）亚急性感染性心内膜炎伴二尖瓣穿孔。

（2）风湿性心瓣膜病（二尖瓣关闭不全），左、右心房扩大。

（3）急性肺淤血。

（4）肺出血性梗死。

（5）脾贫血性梗死。

2. 死亡原因　因亚急性感染性心内膜炎并发二尖瓣穿孔，引起急性左心衰导致死亡。

病 例 6

【病例摘要】　患者，男，14 岁，主因发热、腹痛、呕吐 10 余天，在当地医院对症治疗，未见明显缓解。近半个月，持续发热伴有寒战、进食少、频繁呕吐，精神差。既往有慢性阑尾炎病史。

入院时查体：神志恍惚，表情淡漠，面色苍白，皮肤弹性下降。躯干皮肤可见少量红色小斑丘疹，压之褪色。体温 39.8 ℃，呼吸 24 次 / 分，脉搏 90 次 / 分，血压 90/60 mmHg。咽部充血明显，双侧扁桃体 I 度肿大。呼吸深快，双肺未闻及干、湿啰音。心脏（−），脾（±），肝上界位于右侧第 5 肋间，下界在肋下 2.5 cm，剑突下 1.5 cm，质中等，有压痛。腹部平软，右下腹有轻度压痛，肠鸣音减弱。膝跳反射消失，克氏征（±），其余病理反射征未引出。

实验室检查：白细胞 3.5×10^9/L，中性粒细胞 64%，淋巴细胞 33%。血沉 30 mm/h。pH 7.32，[HCO_3^-] 21 mmol/L。粪便潜血（+）。丙氨酸氨基转移酶 186 U/L，天冬氨酸氨基转移酶 108 U/L。白蛋白 45 g/L。肥达反应阳性。

临床诊断：①伤寒；②急性肝炎，代谢性酸中毒；③慢性阑尾炎急性发作。

入院后立即给予抗感染、保肝等治疗。1 周后，患者病情渐好转，精神及食欲明显改善，仍有间段发热。入院第 12 天，于进食后 2 h，患者突然感觉腹部剧痛，拒压。体温急骤升高达42.5 ℃，烦躁不安，随即抽搐、昏迷，口、鼻腔内涌出大量咖啡样物。双肺布满大中水泡音，心率 160 次 / 分，血压测不到。行心肺复苏术抢救，抢救失败，1 h 后患者死亡。

【尸检记录摘要】

1. 体表检查　发育正常，口唇苍白。颌下、腋下及腹股沟等处浅淋巴结肿大，最大者如花生米大小。

2. 腹腔内有脓血性液体 650 ml。肠管表面有脓性渗出物附着，回盲部被大网膜包裹，大网膜血管高度扩张充血。肠系膜淋巴结肿大，最大者 1.5 cm×0.9 cm×0.7 cm。

3. 肠管　可见黏膜充血水肿，回肠末端可见多数局限性黏膜隆起，小者如粟粒，最大者 2.5 cm×1.5 cm，多为椭圆形，其长轴与肠管长轴平行，中央为灰白或灰绿色坏死组织，部分病灶中央伴有溃疡形成。在距回盲瓣 10 cm 病灶处肠管破裂，破裂孔大小 1.5 cm×1.0 cm，边缘不整齐，可见一黄豆大血凝块附着，剥离血凝块，其下方见直径约 0.5 cm 小血管断端。显微镜下见肠壁血管扩张充血，在隆起处黏膜下层淋巴组织明显增生，其中可见大量单核吞噬细胞，呈灶性分布，细胞体积大，胞质中吞噬有淋巴细胞、红细胞及坏死组织碎片。周围黏膜腺体及平滑肌受压，其中亦见多量单核吞噬细胞增生。破裂孔处肠壁组织出血坏死，大量中性粒细胞浸润，回盲部大网膜大量中性粒细胞浸润。肠系膜淋巴结正常结构被破坏，大量单核吞噬细胞增生，并见灶性坏死及吞噬现象。

4. 肝　肝上界位于右第 5 肋间，下界位于右肋下 1.0 cm。重 1200 g，暗红色，被膜紧张，质地中等。显微镜下见肝细胞明显水样变性和点状坏死。肝窦扩张充血，间质中可见巨噬细胞增生性肉芽肿。

5. 脾　重 160 g，暗红色，表面皱缩、质软，切面可刮下黏稠果酱状物。显微镜下见脾窦高度扩张、充血，巨噬细胞增生性肉芽肿。

6. 胆囊　体积增大，显微镜下胆囊壁可见单核吞噬细胞及淋巴细胞浸润。

7. 肺　体积增大，暗红色，切面可见泡沫样液体流出。显微镜下肺泡壁毛细血管扩张、充血，肺泡腔充满粉染水肿液，并可见局灶性出血。

【问题】

1. 结合尸检所见，请列出完整的病理诊断和诊断依据。

2. 结合临床表现，分析病变发展过程和死亡原因。

3. 患者病情恶化的原因是什么？如何避免？

【问答要点】

1. 病理诊断

（1）伤寒合并肠穿孔、肠出血。

（2）腹腔血性积液，腹膜炎。

（3）急性肺淤血、肺水肿。

（4）急性普通型肝炎。

（5）脾淤血。

2. 死亡原因　因伤寒合并肠穿孔、肠出血、腹膜炎，引起脓毒性休克、肺水肿而死亡。

病 例 7

【病例摘要】　患者，女，32 岁。足月妊娠，以阴道流血 1.5 h 入院。体格检查：体温 36.6 ℃，脉搏 75 次/分，呼吸 21 次/分，血压 121/85 mmHg。心、肺检查无异常。腹部膨隆，与孕周相符，未触及宫缩。血常规检查：血红蛋白 82 g/L，红细胞 $2.8×10^{12}$/L，白细胞 $4×10^9$/L。外阴侧切术下顺产一男婴，体重 3860 g，胎盘、胎膜完整自动娩出。产后宫缩欠佳，宫颈、阴道壁裂伤缝合后仍见暗红色不凝血流出，10 min 后突发烦躁不安、呼吸困难、面色苍白、四肢厥冷、发绀、血压进行性下降、昏迷，迅速给予抗休克、抗过敏等治疗，但病情持续恶化，行心肺复苏术，抢救无效，患者死亡。

【尸检记录摘要】

肉眼观察

1. 双侧胸膜腔血性积液 350 ml。两肺明显水肿、淤血和出血，切面部分呈暗红色，可见血性液体流出。

2. 心包腔约 60 ml 血性积液。心脏重量 310 g。外膜附少量脂肪组织，冠状动脉走行无变异。心肌暗红色，纹理尚清楚。心内膜光滑，左、右心房室瓣膜、腱索、肉柱及乳头肌未见明显异常。左心室壁厚 1.1 cm，右心室壁厚 0.28 cm。

3. 腹膜腔近 1100 ml 血性积液。肝切面呈暗红色，淤血明显。脾切面暗红色，质地较脆。双肾切面暗红色。

4. 子宫体内膜光滑，未见胎盘组织残留，子宫壁厚 4.5 cm，柔软。

镜下观察

1. 两侧肺膜光滑，未见增厚，两肺弥漫性肺泡间隔增宽，小血管及毛细血管扩张，充满红细胞。毛细血管腔内角化上皮团易见，并可见胎粪小体，部分血管腔内可见均匀粉染透明血栓。部分肺泡腔内可见淡粉色液体及红细胞。肺泡上皮脱落，部分肺泡腔萎陷。

2. 心外膜未见明显增厚和纤维素渗出。心肌肌束排列规则，肌纤维粗细一致。心肌间质血管扩张充盈，未见新鲜及陈旧性心肌梗死改变。

3. 肝中央静脉和肝窦扩张充血。

4. 脾被膜略增厚，白髓、红髓结构不清，脾小结数量明显减少，髓窦高度扩张充盈。

5. 双侧肾小球毛细血管高度扩张充盈，可见均匀粉染透明血栓。

6. 子宫肌壁明显增厚，平滑肌细胞增生、肥大。

【问题】

1. 结合尸检所见，请列出完整的病理诊断和诊断依据。

2. 结合临床表现，分析病变发展过程和死亡原因。

3. 该病的诱因包括哪些?

【问答要点】

1. 病理诊断

（1）双肺羊水栓塞，肺水肿，肺 DIC。

（2）肾 DIC。

（3）肝淤血。

（4）脾淤血。

2. 死亡原因　肺羊水栓塞，继发 DIC，致呼吸、循环衰竭死亡。

病 例 8

【病例摘要】　患者，男，28 岁，发热、咳嗽 7 天，加重 2 天。患者 1 周前醉酒后出现畏寒、发热、咳嗽，自服感冒药无明显疗效。近 2 日发热、咳嗽、气短加重，咳铁锈色痰，急诊入院。既往身体健康。

入院查体：急性病容，面色苍白，口唇、甲床发绀明显，四肢湿冷，呼吸急促。体温 39 ℃，脉搏 110 次 / 分，呼吸 32 次 / 分，血压 60/40 mmHg。胸廓对称，表浅淋巴结无肿大，两肺底闻及湿啰音。右肺叩诊浊音，语颤增强，可闻及支气管呼吸音。心音低钝，律齐，未闻及明显杂音。腹平软。

辅助检查：血常规 WBC 18.0×10^9/L，N 90%，L 10%。胸部 X 线片示右肺上、中叶可见大片状致密阴影，其内见多处类圆形透亮影，并可见液平面。

迅速给予抗休克、抗感染等治疗。2 h 后，患者突发呼吸、心搏停止，抢救无效死亡。

【尸检记录摘要】

肉眼观察

1. 体表检查　颜面、体表、甲床发绀。

2. 肺　双侧胸腔积液，淡黄色，透明，量约 1500 ml。右肺上叶与中叶呈灰白色，质实；挤压时右侧支气管有黑绿色黏稠液体涌出；切面有多量粉红色泡沫状液体流出。右肺上叶近胸膜处可见纤维素渗出，肺表面暗红色与黄绿色呈不规则分布。切面见多囊性病变，囊腔直径在 0.5~3 cm 之间，囊壁不光滑，囊腔内充满黑绿色黏稠液体，伴有恶臭，囊与囊之间的肺组织实变。右肺下叶及左肺体积增大，边缘变钝，色灰白。

3. 脑　轻度肿胀，脑血管扩张。

4. 肝　轻度肿胀，颜色暗红。

5. 脾　轻度肿胀，颜色暗红。

6. 心脏　未见异常。

7. 肾　轻度肿胀，颜色暗红。

镜下观察

1. 肺　右肺上叶和中叶大部分肺组织肺泡结构完整，肺泡壁毛细血管扩张充血，肺泡腔内充满纤维素和渗出的中性粒细胞，部分区域肺泡腔内可见充满的纤维素和红细胞。可见散在的肺组织结构被破坏、中性粒细胞浸润病灶。右肺下叶及左肺肺泡腔扩张。

2. 脑　神经细胞胞质疏松，呈弥漫性。

3. 肝　肝小叶结构存在，中央静脉及肝窦扩张充血。

4. 脾　脾窦轻度扩张淤血。

5. 肾　间质血管扩张淤血。

【问题】

1. 结合尸检的病理改变，请列出完整的病理诊断和诊断依据。

2. 结合临床表现，分析病变发展过程和死亡原因。

【问答要点】

1. 病理诊断

（1）大叶性肺炎灰色肝样变期（累及右肺上、中叶）。

（2）多发性急性肺脓肿。

（3）胸腔积液。

（4）代偿性肺气肿（右肺下叶和左肺）。

（5）脑水肿。

（6）肝、脾、肾淤血。

2. 死亡原因　大叶性肺炎及多发性肺脓肿，导致脓毒性休克、呼吸衰竭而死亡。

病 例 9

【病例摘要】　患者，女，53 岁，工人。绝经 2 年。因阴道不规则流血、白带增多 2 个月就诊。2 个月前阴道不规则流血，白带多而臭，伴下腹部疼痛和粪便带血，人渐消瘦。婚育史：23 岁结婚，丈夫体健，孕 5 产 3。

入院查体：体温 36.5 ℃，脉搏 70 次 / 分，呼吸 24 次 / 分，血压 90/55 mmHg。宫颈凹凸不平、变硬，表面坏死，触之易出血，阴道穹消失，双附件（＋）。入院治疗，但病情进行性恶化，于入院后 1 个月余死亡。

【尸检记录摘要】

肉眼观察

1. 体表检查　营养不良，极度消瘦。

2. 子宫　子宫颈为坏死组织代替，向下侵及阴道穹，向上侵及整个子宫，向前侵及膀胱后壁，致双侧输尿管受压，右侧更甚，向后侵及直肠，向两侧侵及阔韧带，并与子宫穿通。子宫、直肠、膀胱、输尿管紧密粘连成团并固定于盆腔壁，左髂及主动脉淋巴结肿大，发硬呈灰白色。

3. 肝及双肺表面和切面均见大小不等、界限清楚的灰白色球形结节。

镜下观察

取子宫颈、肝、肺病灶镜检，可见肿瘤组织呈条索状或小团块状排列，瘤细胞大小不等，核大、深染，易见病理性核分裂象，可见细胞内角化现象，间质多，有淋巴细胞浸润。肿大淋巴结亦见上述病变特点。

病理诊断：子宫颈中分化鳞状细胞癌伴广泛浸润及肝、肺转移，Ⅳ期。

【问题】

1. 请列出诊断依据。

2. 结合临床表现，分析病变发展过程。

3. 解释病理改变与临床表现之间的关系。

4. 解释各脏器病变之间的相互关系。

【问答要点】

病理诊断：子宫颈中分化鳞状细胞癌伴广泛浸润及肝、肺转移，Ⅳ期。

病 例 10

【病例摘要】 患者，男，66岁。因间断性、无痛性血尿2个月余，加重10天就诊。患者于2个月前无明显诱因全程肉眼血尿，无尿频、尿急、尿痛。曾给予止血、抗感染，治疗后症状缓解。近10天，再次复发，症状加重。患者自发病以来，进行性消瘦。既往身体健康。

入院查体：体温 37.7 ℃，脉搏 96 次/分，呼吸 20 次/分，血压 100/70 mmHg。身高 172 cm，体重 49.5 kg，精神尚可，查体无特殊。

辅助检查：Hb 90 g/L，RBC 3.2×10^{12}/L，WBC 7×10^9/L，分叶核细胞 60%。尿常规高倍镜下红细胞满视野。B 超：左肾外形失去正常形态，肾盂扩张，肾实质内见低回声团块。CT：疑为肾盂占位性病变。

完善相关检查，行左肾肿瘤切除术。

【病理检查】

肉眼观察：左肾中下极见一肿物，大小 4.5 cm × 3.2 cm × 2.5 cm，突向肾盂，边界较清楚。切面灰黄色，部分呈囊性变。

镜下观察：瘤细胞呈立方形或多边状，可见较丰富嗜碱性胞质，胞核较小，富含染色质。瘤细胞呈乳头状、乳头小梁状或乳头实体状排列，乳头有纤维血管性轴心，轴心内易见富含类脂的泡沫细胞。

病理诊断：肾乳头状细胞癌。

【问题】

1. 请列出诊断依据。

2. 结合临床表现，分析病变发展过程。

3. 解释病理改变与临床表现之间的关系。

病 例 11

【病例摘要】 患者，男，52岁。因腹痛、腹胀1年余就诊。患者1年余前无明显诱因出现脐周胀痛，每次疼痛持续时间不等，口服胃药缓解。近日自觉腹痛症状加重，持续时间延长，服药后缓解不佳。1年来体重下降5 kg，无呕吐、腹泻。胃镜检查：慢性浅表性胃炎。腹盆增强CT：

腹腔肠系膜异常肿块累及下方小肠，考虑恶性肿瘤可能。

入院查体：体温 36.7 ℃，脉搏 80 次 / 分，呼吸 20 次 / 分，血压 107/75 mmHg。腹软、外形平坦，无腹壁静脉曲张，无压痛、反跳痛及肌紧张，左侧腹部可触及巨大肿物，大小约 10 cm×5 cm，边界不清，全腹另可触及散在多发小结节。肝、脾肋下未触及，全腹叩诊呈鼓音，无移动性浊音，肠鸣音 3 次 / 分。双侧肾区无叩痛。

辅助检查：Hb 136 g/L，WBC 5.38×10⁹/L，RBC 4.52×10¹²/L，分叶核细胞 78.1%，PLT 242×10⁹/L，白蛋白 41.2 g/L，钾 4.13 mmol/ L。PET-CT：腹腔肠系膜区不规则肿块，其中 4、6 组小肠肠壁多发节段性增厚，FDG 代谢增高；肿块周围及纵隔 2R、2L 区大小不等淋巴结，FDG 代谢增高；盆腔少量积液。

【病理检查】

肉眼观察

（腹膜后肿物）灰白、灰褐色结节 1 枚，大小 1.5 cm×0.8 cm×0.6 cm，表面大部分被包膜，临床已剖开，切面灰白、质韧。

镜下观察

病变由弥漫分布、中等偏大的肿瘤细胞构成，细胞圆形、有明显异型性，核仁明显。

免疫组化结果：CK（ − ），Vimentin（大部分 + ），LCA（ + ），CD20（ + ），CD3（ − ），Ki-67（指数约 +40%），HMB45（ − ），S-100（散在 + ），Mart-1（ − ），NKX2.2（ − ），PAX7（ − ），CD99（部分 + ），FLI1（ − ），ERG（ − ），CD56（ − ），INI1（NS），WT-1（ − ），CD30（ − ），ALK（ − ），CD21（ + ），CD10（ + ），Bcl-6（部分 + ），MUM1（ + ），BCL-2（ + ），CD5（ − ），CyclinD1（ − ），C-myc（散在个别 + ），PAX-5（ + ），CD2（ − ），CD7（ − ）。

原位杂交结果：EBER（ − ）。

病理诊断：（腹膜后肿物）符合非霍奇金弥漫大 B 细胞淋巴瘤，来源于生发中心活化 B 细胞。

【问题】

1. 请列出诊断依据。

2. 结合临床表现，分析病变发展过程。

3. 解释病理改变与临床表现之间的关系。

病 例 12

【病例摘要】 患者，男，78 岁。因体检发现血 PSA 数值升高就诊。患者 20 天前查体发现血 PSA 升高（20.18 ng/ml），伴轻微尿频不适，无明显尿急及尿痛，无肉眼血尿，无发热，无腰腹部疼痛及周身疼痛不适。在当地医院行盆腔磁共振检查，发现前列腺结节，考虑前列腺癌。发病以来，神志清、精神可，排便正常，体重无明显下降。

入院查体：体温 36.5 ℃，脉搏 74 次 / 分，呼吸 18 次 / 分，血压 140/90 mmHg。肾未触及，各输尿管压痛点无压痛，双侧肾区无叩痛。肝区叩击痛（ − ），脾区叩击痛（ − ），移动性浊音（ − ）。肛门指诊：前列腺两侧叶增大，中央沟消失，左侧叶可触及质硬小结节，轻触痛，退出指套无染血。

辅助检查：Hb 128 g/L，WBC 6.2×10⁹/L，RBC 3.98×10¹²/L，分叶核细胞 60.4%，PLT 168×10⁹/L，白蛋白 63.0 g/L，钾 3.59 mmol/L，血 PSA 20.18 ng/ml，TPSA 18.43 ng/ml，FPSA 1.75 ng/ml。泌尿系统彩超：双肾多发囊肿，右肾盂轻度扩张，前列腺增生。盆腔 MRI：前列腺左侧外周带及移行带异常信号，考虑前列腺癌；前列腺增生；盆腔内小淋巴结。

完善相关检查，行前列腺活检术。

【病理检查】

肉眼观察：（前列腺组织 12 条）

#1：穿刺组织 1 条，长 0.7 cm，直径 0.1 cm。

#2：穿刺组织 1 条，长 0.5 cm，直径 0.1 cm。

#3：穿刺组织 1 条，长 0.6 cm，直径 0.1 cm。

#4：穿刺组织 1 条，长 0.4 cm，直径 0.1 cm。

#5：穿刺组织 1 条，长 0.5 cm，直径 0.1 cm，断裂。

#6：穿刺组织 1 条，长 0.7 cm，直径 0.1 cm。

#7：穿刺组织 1 条，长 0.4 cm，直径 0.1 cm，断裂。

#8：穿刺组织 1 条，长 1.1 cm，直径 0.1 cm。

#9：穿刺组织 1 条，长 0.4 cm，直径 0.1 cm，断裂。

#10：穿刺组织 1 条，长 0.9 cm，直径 0.1 cm。

#11：穿刺组织 1 条，长 1.2 cm，直径 0.1 cm。

#12：穿刺组织 1 条，长 0.8 cm，直径 0.1 cm。

镜下观察：部分穿刺组织细胞异型性明显，有病理性核分裂象。

初步报告如下（前列腺组织 12 条）

#5：前列腺腺癌，Gleason 分级：4+4=8 分；分级分组：4 组；癌组织约占 30%。

#6：前列腺腺癌，Gleason 分级：4+5=9 分；分级分组：5 组；癌组织约占 60%。

#7：前列腺腺癌，Gleason 分级：4+4=8 分；分级分组：4 组；癌组织约占 10%。

#8：前列腺腺癌，Gleason 分级：4+5=9 分；分级分组：5 组；癌组织约占 80%。

#11：前列腺腺癌，Gleason 分级：4+4=8 分；分级分组：4 组；癌组织约占 90%。

#12：前列腺腺癌，Gleason 分级：4+5=9 分；分级分组：5 组；癌组织约占 70%；可见神经周围浸润。

其余各条均呈良性增生。

免疫组织化学结果：

#2：P63（+），P504S（−），34βE12（+）。

#9：P63（+），P504S（小灶 +），34βE12（+）。

#10：P63（+），P504S（小灶 +），34βE12（+）。

【问题】

1. 请列出病理诊断和诊断依据。

2. 前列腺增生和前列腺癌如何鉴别？

病 例 13

【病例摘要】 患者，女，37 岁。子宫内肿物切除术后 1 年，咳嗽、咯血 4 个月。患者 1 年前出现月经量多，行子宫及附件超声检查见子宫内多个结节。行子宫次全切除术，术后病理提示子宫平滑肌瘤，局灶富细胞型。4 个月前患者出现咳嗽、咳痰、痰中带血、发热，体温 38 ~ 39 ℃，服用解热药后体温可恢复正常，于当地医院予以抗感染药物，病情无明显好转。行胸部 CT 见双肺多发结节影，右肺下叶团块影，诊断为肺转移癌。近 2 个月出现脐周疼痛，无胸闷、心悸、腹泻、尿频、尿急、尿痛，为进一步治疗而入院。患者发病以来体重减轻约 8 kg。既往健康，无家族遗传性疾病史。育有一女，其夫及女儿均体健。

入院查体：体温 38.2 ℃，脉搏 80 次 / 分，呼吸 16 次 / 分，血压 120/80 mmHg。神清，周身皮肤未见红斑及皮下结节，双侧腋窝可触及肿大的淋巴结，大小 2 cm×2 cm×3 cm，睑结膜苍白，颈软，甲状腺无肿大。胸廓无畸形，右侧语颤减弱，双肺呼吸音粗糙，未闻及干湿啰音。心界不大，心音钝，心率 80 次 / 分。腹平软，腹正中可触及 5 cm×6 cm×4 cm 的肿块，质硬，有轻压痛，无肌紧张及反跳痛。肝、脾肋下未触及，移动性浊音阴性，肠鸣音正常存在。四肢肌力Ⅳ级，关节无变形及红肿热痛，双侧下肢无水肿。

实验室检查：WBC 0.6×10^9/L，RBC 3.77×10^{12}/L，Hb 103 g/L，PLT 324×10^9/L，血沉 17 mm/h，C 反应蛋白 12 mg/L。抗活动性结核抗体、结核菌素试验阴性。5 次痰查瘤细胞回报均未见恶性肿瘤细胞。

辅助检查：腹部超声检查：①左侧腹膜后实质性肿物；②盆腔实质性肿物。腹部 CT 检查：腹壁转移性肿物伴腹膜后淋巴结转移。胸部 CT 诊断：①双肺多发转移瘤；②右肺不张，左侧胸腔积液，纵隔淋巴结转移。支气管镜检查：右肺下叶基底干管口可见隆起样肿物。

【病理检查】

支气管镜肺组织活检标本，可见病变由梭形细胞构成，纵横交织，细胞大小不等、形状不一，并见病理性核分裂象。免疫组化：α-SMA（＋），Desmin(+)，h-caldesmon（＋），CD117（－），CD34（－），CD68（－），MyoD1（－），S-100（－），Ki-67 60%。结合子宫肌瘤切片的病理改变，病理诊断：子宫平滑肌瘤恶性变，肺转移。

【临床诊断】

1. 子宫平滑肌瘤伴局灶富细胞型恶变，伴双肺转移、腹壁转移、腹膜后淋巴结转移、纵隔淋巴结转移、双侧腋窝淋巴结转移、左卵巢转移？

2. 右肺不张。

3. 左侧胸腔积液。

【问题】

1. 本病的诊断依据是什么？

2. 结合临床表现，分析病变发展过程。

3. 子宫平滑肌瘤的病理特点有哪些？

病 例 14

【病例摘要】　患儿，男，5 岁，主因高热、头痛、烦躁不安 1 天，急诊入院。近 3 天，患儿咽部疼痛，进食少，精神差，呕吐 1 次。

体格检查：患儿反应差，面色苍白，口唇轻度发绀。咽部充血，双侧扁桃体不大。体温 39.5 ℃，脉搏细数，血压 60/40 mmHg。呼吸急促，双肺可闻及湿啰音。心率 120 次 / 分，节律规整。腹部轻度压痛。四肢发凉，双小腿及背部可见少量瘀点、瘀斑。克氏征（±）。

入院诊断：①上呼吸道感染；②病毒性脑炎不除外。

急行血、尿常规实验室检查，并取皮肤瘀斑处血液进行细菌培养。给予抗感染、抗休克治疗。入院后 3 h，患儿突然抽搐、昏迷，口鼻腔内涌出大量咖啡样物。听诊双肺布满中、小水泡音，心率 160 次 / 分，血压降至零。经抢救，治疗无效，患儿死亡。

【尸检记录摘要】

1. 体表检查　全身皮肤发绀，背部及小腿可见瘀点、瘀斑，部分融合成片。

2. 肺　双肺体积增大、饱满，暗红色，挤压切面可见粉红色泡沫状液体流出。两侧胸腔有少量血性积液。镜下：肺间质增宽，疏松、水肿，并见灶性出血，肺泡壁毛细血管充血，其内可见透明血栓。肺泡上皮变性、坏死、脱落，肺泡腔内充满粉红色液体，部分肺泡内表面有透明膜形成。

3. 心脏　重 100 g。镜下：心肌间质水肿。

4. 肝　重 780 g，暗红色。镜下：肝血窦扩张淤血，肝细胞水肿。

5. 肾　左肾重 70 g，右肾重 69 g，暗红色。镜下：肾间质血管充血，并见透明血栓形成，肾小管上皮细胞水样变性。

6. 肾上腺 左肾上腺重 4 g，右肾上腺重 3 g，暗红色。两侧肾上腺体积明显缩小，质软、暗红色，形状不规则，切面见髓质坏死、液化。镜下：肾上腺广泛性出血坏死，残留少量皮质结构可见。

7. 脾 重 70 g，暗红色。镜下：脾窦扩张充血。

8. 脑 重 1300 g，脑膜血管扩张充血，脑沟变浅，脑回增宽。枕骨大孔处可见小脑扁桃体疝切迹。镜下：脑组织疏松，血管周间隙增大。

【问题】

1. 结合尸检所见的病理改变，请列出完整的病理诊断及诊断依据。

2. 结合临床表现，分析病变发展过程和死亡原因。

3. 解释病理改变与临床表现之间的关系。

病 例 15

【病例摘要】 患者，女，50 岁。因左颌下肿物 1 年就诊。1 年前发现无明显诱因的左颌下肿物，无疼痛及其他不适。2 年前曾行右侧颌下淋巴结肿大切除术，诊断为"淋巴结不典型增生"。既往身体健康。

入院查体：体温 36.7 ℃，脉搏 90 次 / 分，呼吸 18 次 / 分，血压 100/70 mmHg。左颌下触及约 2.5 cm × 2 cm 大小肿物，质地中等，界限清楚，无触痛，可随吞咽上下移动。甲状腺未触及明显肿物。心、肺和腹部检查无异常发现。

辅助检查：血常规 WBC 5.20×10^9/L，N 52.9%，L 34.8%，Hb 124 g/L，PLT 159×10^9/L；血生化 ALT 132 IU/L，GGT 237 IU/L，TP 61.2 g/L，ALB 41.4 g/L。左颌下肿物针吸细胞学检查：发现可疑癌细胞。行左颌下肿物切除术。

【病理检查】

肉眼观察：左颌下肿物，3.5 cm × 2.5 cm × 2 cm，切面灰白、灰黄色，质中，包膜完整。

镜下观察：淋巴结的结构破坏，可见残存淋巴滤泡。瘤细胞散在分布，体积较大，胞质丰富，红染，单核，呈圆形，核膜厚，核仁明显，背景中可见淋巴细胞、嗜酸性粒细胞等炎症细胞浸润。

免疫组化：CD3（-）、CD20（-）、CD15（+）、CD30（+）、PAX5（+）、EBER（-）。

【问题】

请列出病理诊断和诊断依据。

病 例 16

【病例摘要】 患者，女，30 岁。因足月妊娠待产住院。入院后自然娩出一男婴，体重 5 kg。分娩后患者子宫收缩乏力，产后出血约 600 ml。因身体虚弱，一直未下床活动。产后 6 天，患者出现右肩背部疼痛，于吸气时加剧。右下肢轻度肿胀和疼痛。肺部听诊：呼吸音减弱，未闻及干、湿啰音。产后 10 天，出现气短、咳嗽、咳痰，痰中带血。胸部 X 线检查发现：右肺下叶片状阴影，右侧胸腔少量积液。请内科会诊，初步诊断为"肺炎，右侧胸腔积液"，转入内科抗感染等治疗。产后第 15 天，因患者便秘，给予 30 ml 肥皂水灌肠，灌肠 5 min 后患者下地排便。便后突然出现头晕，气喘，呼吸困难，胸部压迫感，随后晕厥。查体：脉细数，四肢湿冷，血压测不出。经多方抢救无效死亡。

【尸检记录摘要】

肉眼观察

1. 体表检查 身体肥胖，口唇、指（趾）甲床发绀。

2. 心脏 重 250 g，心外膜可见较多脂肪组织。右心腔内可见一段红褐色条状物（长约 7 cm，直径 0.3 ~ 0.5 cm），呈"V"字形嵌顿于瓣膜口，其上部断端指向肺动脉圆锥，下端为盲端，位于三尖瓣口处。心脏余房室及瓣膜均未见异常。

3. 肺　肺表面暗红，呈淤血状。右肺下叶可见数处楔状、暗红色、出血性梗死灶，最大直径为6 cm。局部胸膜轻度肥厚，粘连。纵向切开肺动脉主干及左右两大分支，可见管腔被弯曲折叠如蚯蚓状的红褐色条状物堵塞。其头部为盲端，位于左侧大分支内；尾部为断端，位于右侧大分支内。

4. 深静脉　右股静脉内膜局部粗糙，内见暗红色索条样物。

镜下观察

1. 肺　病变肺组织正常结构消失，肺泡轮廓尚在，病灶内可见大量出血。

2. 右股静脉混合血栓　可见分支状血小板小梁及小梁周围的白细胞，小梁间可见纤维蛋白网，网中充满红细胞。

【问题】

1. 结合尸检记录，请做出完整的病理诊断并列出诊断依据。

2. 结合临床表现，分析病变发展过程和死亡原因。

3. 解释病理改变与临床表现之间的关系。

病 例 17

【病例摘要】　患者，男，59岁，因胸骨后及上腹部剧痛伴呕吐3 h急诊入院。患者近3年出现胸骨后及上腹部间歇性疼痛，有时伴有压迫感，或向左肩背部及前臂放射，且常发生于劳累、过饱或心情激动后，每次发作3～5 min，休息后症状减轻。本次发作当天曾3次吸烟，自感心前区"难受"，第3次吸烟后出现持续胸骨后剧痛，不能缓解。

入院查体：危重病容，面色苍白，口唇、甲床发绀明显，四肢湿冷，脉搏细数，呼吸32次/分，血压80/50 mmHg，体温38.5 ℃。胸廓对称，表浅淋巴结无肿大，两肺底有明显湿啰音。心率136次/分，律齐，心音低钝，未闻及明显杂音。心电图检查报告冠状动脉供血不足，左室前壁大面积梗死。腹软，肝上界位于右第5肋间，下界位于锁骨中线肋缘下1.5 cm处。肌酸激酶（CK）380 U/L，肌酸激酶同工酶98 U/L，天冬氨酸氨基转移酶（AST）800 U/L，乳酸脱氢酶（LDH）302 U/L，肌钙蛋白（TNT）5.476 ng/ml。

即刻给予吸氧、强心、扩冠等抢救，入院后3 h患者病情恶化，进入昏迷状态，3.5 h后，血压骤降至零，随后呼吸、心搏停止。

【尸检记录摘要】

肉眼观察

1. 体表检查　体型肥胖。颜面、体表、甲床轻度发绀。

2. 胸腔有少量淡黄色液体，右侧200 ml，左侧150 ml，胸膜无粘连。心包腔向两侧明显扩大，剪开心包壁层，心包腔内有血液400 ml。肝下缘位于右侧肋下2.5 cm，剑突下3.5 cm。

3. 心脏　重415 g，心外膜大量脂肪组织浸润。冠状动脉左前降支较硬，隆起于心外膜下。左心室前壁及心尖部可见数片不规则灰黄色斑块，左心室前壁距心尖部1.7 cm处有一破裂孔，1.0 cm×0.6 cm，贯穿心室壁全层，边缘不整齐。打开心脏，心室壁无明显增厚，各瓣膜无异常改变。左心室前壁及心尖部心肌变薄，切面呈灰黄色斑块或条纹状。左、右冠状动脉及其分支管腔狭窄，可见粥样斑块形成，左前降支病变可见新鲜血栓，将管腔完全堵塞。

4. 主动脉可见粥样硬化复合病变，肋间动脉、肠系膜动脉、肾动脉、脑动脉等亦有不同程度硬化。

5. 肺　淤血及水肿。

6. 肝　红褐色，重1700 g，被膜紧张。

7. 肾　重160 g，间质血管充血。

8. 脑　脑膜血管扩张充血，呈弥漫性，轻度脑水肿。

镜下观察

1. 心脏　病变处心肌大部坏死溶解，其间夹杂有片状胶原纤维。

2. 肺　肺泡壁血管扩张淤血、肺间质和肺泡水肿。

3. 肝　肝窦扩张充血。

4. 脑水肿。

【问题】

1. 结合尸检记录，请列出完整的病理诊断和诊断依据。

2. 结合临床表现，分析病变发展过程和死亡原因。

3. 解释病理改变与临床表现之间的关系。

4. 解释各脏器病变之间的相互关系。

病 例 18

【病例摘要】　患者，女，29 岁，因呼吸困难伴头晕、头痛 20 天入院。

入院查体：体温 37.8 ℃，呼吸 26 次 / 分，脉搏 116 次 / 分，血压 110/74 mmHg。发育正常，营养中等，精神萎靡，急性病容。皮肤、巩膜未见黄染及出血点。双侧瞳孔等大等圆，对光反射存在。浅表淋巴结不大。呼吸浅促，双肺呼吸音粗，可闻及管状呼吸音。心、腹、脊柱、四肢（－）。

辅助检查：红细胞 4.89×10^{12}/L，白细胞 6.0×10^9/L，中性粒细胞 69%，淋巴细胞 26%，血红蛋白 80 g/L，血沉：150 mm/h。结核菌素试验阳性。痰涂片及痰培养结核分枝杆菌检查均为阴性。尿常规（－）。肝功能正常。胸部 X 线检查报告：两肺弥漫性粟粒状阴影，肺门淋巴结肿大。脑 CT 未见颅内占位性病变。入院诊断：粟粒性肺结核。

常规抗结核及抗感染治疗，病情无明显好转。入院第 15 天夜间突然出现气急，呼吸困难加重，心搏、呼吸停止，抢救无效死亡。

【尸检记录摘要】

肉眼观察

1. 体表检查　皮肤、口唇发绀。两侧胸腔有血性积液约 150 ml。

2. 肺　双肺布满无数大小相仿的灰白色结节（直径约 0.5 cm），肺门淋巴结肿大。

3. 脑组织表面血管扩张，脑回变宽，脑沟变浅混浊，局部可见灰白色细小结节。小脑扁桃体被挤入枕骨大孔。

镜下观察

1. 肺　肺泡腔隙内表面被覆立方形细胞取代正常肺泡上皮细胞，并可见乳头状结构凸向肺泡样或腺样腔隙内，异型性明显，细胞大小不一，核大小相似。胞质色淡，隐约可见小空泡。染色质呈细颗粒状，核仁小，核分裂象常见。

2. 肺门淋巴结　结构破坏，可见与肺组织标本相似的形态结构。

3. 脑　蛛网膜下腔可见立方形细胞呈腺样腔隙弥漫浸润，软脑膜表面可见腺腔样结构的结节，细胞形态与肺组织标本的形态结构相似。

【问题】

1. 结合尸检记录，请列出完整的病理诊断和诊断依据。

2. 结合临床表现，分析病变发展过程和死亡原因。

病 例 19

【病例摘要】　患者，男，43 岁，因皮肤、巩膜黄染及呕血入院。患者近 1 年来食欲不振、腹胀、乏力，曾服用助消化、抗生素等药物治疗，未见好转。入院前 2 个月症状逐渐加重，并出现双下肢水肿，腹部胀大及皮肤、巩膜黄染，尿色加深。入院前 1 h 突然发生大呕血，急诊入院。既往有肝炎病史。

入院检查：神志清楚，皮肤、巩膜黄染，前胸及背部可见蜘蛛痣，腹部高度膨隆，腹壁静脉曲张，肝、脾未触及，双下肢高度水肿。

实验室检查：红细胞计数 2.23×10^{12}/L，白细胞计数 3.01×10^9/L，血小板计数 87×10^9/L。丙氨酸氨基转移酶 214 U/L，天冬氨酸氨基转移酶 198 U/L；HBsAg（＋）。凝血酶原时间延长；尿胆原增加，胆红素试验阳性。腹水检查呈橙黄色。

入院治疗后，腹水不见减少，曾数次放腹水，每次 3000～5000 ml。以后患者逐渐陷入昏迷状态，入院 1 个月后治疗无效而死亡。

【尸检记录摘要】

1. 体表检查　皮肤黄染，下肢及阴囊明显水肿、皮肤发亮。巩膜黄染。腹部极度膨隆，胸腹部皮下静脉曲张。

2. 体腔检查

（1）心包腔检查：脏壁层心包光滑，未见粘连，心包腔内少量淡黄色积液。

（2）腹腔检查：腹腔内积有橙黄色混浊液体 1600 ml 左右。腹膜充血，失去正常光泽。肝缩小，位于肋弓内，脾下缘在肋缘下 5 cm。腹腔内各脏器位置正常，小肠肠袢间有纤维素性渗出及粘连。

3. 系统检查

肉眼观察

（1）心血管系统：心脏重量正常，心外膜光滑，前后壁表面可见较多小出血点。

（2）呼吸系统：双肺下叶淤血、水肿。

（3）消化系统

1）食管：黏膜下静脉显著扩张充血，并见有破裂处。

2）小肠：表面血管高度充血，部分区域有纤维素性渗出及粘连。

3）直肠：末端近肛门处黏膜皱襞隆起，呈灰白色。切面可见多数扩张之静脉，管腔内充满血凝块。

4）肝：体积较正常明显缩小，呈灰黄色、贫血状。肝被膜明显增厚，肝边缘变钝，硬度增加。整个肝表面可见弥漫分布的大小不等的黄白色圆形结节，结节直径为 0.1~0.5 cm。

（4）淋巴造血系统：脾体积较正常增大，质硬，包膜轻度增厚；切面呈暗红褐色，质地较致密，脾小结不易辨认。淋巴结未见明显肿大。

镜下观察

肝：肝小叶结构完全破坏，肝组织被增生的纤维组织分割包绕呈大小不等的圆形或椭圆形的肝细胞结节。增生的纤维组织间隔较薄，内有较多的淋巴细胞浸润，并有增生的细小胆管和假胆管。结节内肝细胞索排列紊乱，中央静脉缺如或偏位或 2 个以上。结节内部分肝细胞变性坏死，并可见肝细胞再生现象，再生肝细胞体积增大，核大、深染，或多核。部分肝细胞中有胆色素沉积，毛细胆管内胆汁淤积。

【问题】

1. 结合尸检记录，请列出完整的病理诊断和诊断依据。

2. 结合临床表现，分析病变发展过程和死亡原因。

3. 解释各脏器病变之间的相互关系。

4. 解释病理改变与临床表现的关系。

病 例 20

【病例摘要】 患者，男，67岁，因腹部不适3个月，黑便9天就诊。患者3个月前无明显诱因出现腹部不适，腹痛，餐后明显，被诊断为"胃溃疡？"，予以抑酸、保护胃黏膜、解痉等对症处理，症状有所改善。9天前开始出现黑便，每天1～2次，伴头晕、乏力。自发病以来体重减轻9 kg。既往糖尿病史20年，平时服用"二甲双胍"，每天2片。

入院检查：神志清楚，体温36.5 ℃，呼吸19次/分，脉搏76次/分，血压100/60 mmHg。心肺未见异常，腹部平坦，无腹壁静脉曲张，未见肠型及蠕动波；无压痛及反跳痛，肝、脾不大，未扪及包块；无移动性浊音；肠鸣音3次/分。双下肢无水肿。

辅助检查：血常规，WBC 7.2×10^9/L，Hb 70 g/L，PLT 217×10^9/L；尿常规正常；粪便潜血（+）；肝、肾功能正常；HBsAg（−），白蛋白32 g/L，球蛋白20 g/L，胆红素正常。肿瘤标记物：癌胚抗原（CEA）7.8 ng/ml，糖链抗原（CA199）46.5 U/ml。

胃镜示胃窦前壁可见一0.6 cm×0.5 cm溃疡，表面覆薄苔。钡餐灌肠造影可见横结肠肝曲长约3 cm不规则狭窄，黏膜皱襞僵硬、破坏，周围可见充盈缺损。结肠镜检查可见横结肠肝曲处不规则肿物环绕肠壁，呈浸润性生长，表面有糜烂、出血。胸片及腹部B超未见异常。心电图示窦性心律。

入院后行剖腹探查、右半结肠切除术。

【外科手术记录摘要】 剖腹探查：横结肠可见一肿物，浸透肠壁浆膜面，与周围组织粘连；可扪及肠周肿大淋巴结12枚；其余未见异常。手术切除肿物所在肠段及淋巴结，送病理检查。

【病理检查】

1. 大体标本

（1）横结肠：手术切除横结肠标本。横结肠黏膜面见一溃疡型肿物，直径5.5 cm，表面有出血、坏死、渗液，凹凸不平，浸润浆膜面，与周围组织粘连。

（2）淋巴结：送检淋巴结12枚，直径0.5~1.6 cm，质硬，切面灰白色。

2. 组织学标本

（1）结肠肿物：镜下可见肿瘤细胞形成大小不等、形状不一、排列不规则的腺样结构，伴有乳头状结构，细胞层次增多，核大小不一，核分裂象多见。

（2）淋巴结：2枚淋巴结中可见上述同样结构。

【问题】

1. 结合临床手术记录和病理变化，请列出完整的病理诊断和诊断依据。

2. 结合临床表现，分析病变发展过程，并解释病理改变与临床表现之间的关系。

3. 试分析患者黑便的可能原因。

4. 了解本病的病理分型及分期和预后。

（刘 瑜 刘玉婷 王大业）

第五部分

病理标本的常规制作技术

第一章 石蜡切片制备和常规染色技术

第一节 取 材

选择特定的可供病理诊断、教学或研究用的组织标本材料，是制作病理组织标本的第一步。取材正确与否直接关系到标本的质量和诊断的准确性。

组织切片标本的一般取材方法及注意事项如下：

1. 及时尽早取材，组织材料愈新鲜愈好。

2. 取材所用刀、剪等器具应锋利，应避免使用有齿镊。

3. 取材应包括各脏器的主要结构，如肾应包括被膜、皮质、髓质和肾盂。肝、肺、脾等有被膜的脏器，最少要有一块带有被膜。

4. 对于肺、肝、脑、肾等脏器，需多处取材，以便分别代表不同部位。不同部位组织可切成不同形状（如正方形、长方形、三角形等），以示区别。根据取材器官、取材部位及对应的取材形状进行编号标记并记录，同一器官部位应采用统一的形状，不应随意变动导致混淆。例如取肝组织标本切成正方形，取肺组织标本切成三角形。

5. 无论何种肿瘤或其他病变组织在取材时，除切取主要病变处外，都需取病灶与正常交界处及病变边缘周围组织，如包膜等。

6. 尸检取材时，一般先切取 3 cm×2 cm×0.5 cm 或稍大的组织块，经固定 12～24 h 后，再切修成较小的包埋用组织块。

7. 活检小组织，如肝穿刺、胃肠镜夹取物等，需用擦镜纸包好全部包埋，避免丢失。对于不仅体积小，而且在颜色上不易识别的组织，固定时可滴染伊红等染液，以便包埋，切片时观察。

8. 切取包埋组织块后剩下的组织一般均应至少保留 1 个月，以备复检及做特殊染色时使用。对于有价值的重要组织标本，取材时应适当多留包埋组织块，以供教学、科研之用。

第二节 固 定

固定是将需保留或制作成标本的脏器或病变组织浸入固定液内，使组织细胞的形态结构和化学成分接近其生活状态，防止组织细胞坏死之后发生自溶与腐败，从而得以保存。

一、固定的意义与作用

在一般情况下，凡是需要制作成大体标本和显微镜切片标本的各种病理组织，都要先行固定。生物死亡后或组织脏器离体后，如不及时处理，细胞在自身溶酶体酶的作用下会溶解破坏。组织细胞死亡后还极易使细菌等微生物繁殖而致组织腐败。因此，对于选取的组织标本必须及早固定。新鲜的组织标本经过适当的固定后，可以防止组织细胞自溶、腐败，使其保持与生活状态下相似的形态结构及物质成分特点。固定不仅能及时凝固或沉淀细胞内和组织液的蛋白质、脂肪、糖原等物质，而且还能使组织硬化，利于切片。因此，固定对于制作和保存组织标本具有重要意义。

二、固定液

用于固定组织标本的试剂称为固定剂。由固定剂配制成固定组织标本的溶液称为固定液。常用的主要固定剂和固定液简介如下。

（一）常用的主要固定剂

1. 福尔马林（formalin） 是甲醛气体溶解于水的饱和溶液，浓度一般为 36% ~ 40%，这是一种还原剂，颇易挥发，有一种强烈的刺激性臭味，对眼、鼻黏膜和皮肤有刺激性，比重为 1.124。

纯净的福尔马林是一种优良的固定剂，可以和其他试剂配制成混合固定液，所以成为普遍应用的常规固定剂。福尔马林对组织固定的渗透力强，固定均匀，能使组织硬化并增强组织的弹性，是固定脂肪、类脂质和神经组织的最佳固定剂。用福尔马林固定的组织，对核染色优良，若固定时间过久，对伊红的染色稍差，与福尔马林暴露于日光或与空气接触久置后，可被氧化自行分解产生甲酸，而使溶液呈酸性有关。故常以磷酸盐缓冲液配制中性福尔马林溶液。

2. 乙醇 无色透明液体，沸点为 78 ℃，能与水在任何比例下混合。无水乙醇易挥发和吸水。乙醇对组织既有固定作用又有脱水作用，在通常情况下可用于糖原、尿酸、铁质的组织化学染色。用于组织固定的浓度为 80% ~ 95%。宜先用 80% 乙醇固定数小时后，再换成 95% 乙醇继续固定，均应在低温环境内进行，这样可以避免组织过度收缩。

乙醇固定的组织收缩显著，硬化严重。由于渗透作用快，组织表面迅速凝固变硬，较难浸透到组织中间去，故易出现固定不均匀。所以不能用于固定较大块的厚组织。乙醇能沉淀白蛋白和球蛋白，亦能沉淀核蛋白，但溶于水，故经乙醇固定的组织标本，其核染色不良，对胞质的染色亦较差。

（二）常用主要固定液的配方

1. 10% 中性缓冲福尔马林固定液

（1）配方：甲醛液 100 ml，磷酸二氢钠（钾）4 g，磷酸氢二钠 6.5 g，加蒸馏水至 1000 ml。

（2）配制方法：先将磷酸盐加入适量蒸馏水中加温并搅拌，溶解后加入甲醛液，最后加蒸馏水至 1000 ml。

（3）作用：此液作用及应用与福尔马林生理盐水液基本相同，由于缓冲剂的作用较为稳定，pH 值能保持在 7.0 左右，故很少产生福尔马林色素。能够很好地固定与保存细胞的微细结构和磷脂与某些酶。因此，此液不仅是一般病理学和细胞学常用的较好固定液，而且还用于组织化学与其他标本的固定。

2. 中和的弱碱性福尔马林固定液 甲醛液 100 ml，自来水 900 ml，加过量的碳酸钙或碳酸镁至饱和。

三、固定的方法及注意事项

（一）取材与固定

取材与固定的好坏直接影响制片的质量和结果。

1. 取材的处理和时间 取材与固定有着密切的联系，取材是否适宜直接影响固定的效果。如取材时组织标本已经发生死后自溶改变，或处理不当而造成了人为改变，即使及时固定，其原有结构也必将出现模糊不清或消失。

2. 取材厚度 当组织块过厚、过大，固定液不能浸透到组织中间去，中间部分仍可发生自溶甚至腐败等变化。因此，制作切片的组织标本厚度一般为 2 ~ 4 mm，面积通常为 2 cm × 1.5 cm。为了显示线粒体、高尔基体等亚细胞结构，组织块的厚度不宜超过 2 mm。有时为了观察和研究肿瘤及某些其他病变的分布情况，需做较大块组织切片，其面积可以适当放大，但厚度不宜超过 5 mm，以免固定不透而造成固定不均匀现象。

（二）固定液的选择与应用

用于固定组织标本的试剂很多，由各种固定剂配制的固定液已多达上百种，各有不同的用途及优缺点。

在选择与应用固定液时应注意以下问题：

1. 固定液的性质与作用　各种固定剂，其化学性质及固定作用不同。有氧化剂，有还原剂；有的能够凝固或沉淀蛋白，固定脂肪或糖原，有的则能溶解或破坏脂肪及糖原；有的能引起组织收缩，有的则引起组织膨胀；对组织的渗透力及硬化程度的大小等亦不相同；有的不但能够保存组织标本的形态结构及某些物质成分，而且还有媒染作用，利于某些染料着色；有的则无明显的媒染作用，甚至会妨碍某些染料的着色。通常应用最为广泛的固定液是 10% 中性缓冲福尔马林固定液和由其与其他固定剂配制的混合固定液。混合固定液中不同固定剂的作用可以互相补充。

2. 固定液的用量　固定液用量需充足，一般用量应为所固定组织总体积的 10 倍以上。某些较贵重的固定液亦不应少于 4 倍，必须将标本全部浸没。需要显示细胞器等微细结构的组织标本，固定时应多次更换固定液或用其他固定液进行二次固定。

3. 固定液的浓度　固定液的浓度应适宜，要根据不同标本选用不同的浓度。如乙醇虽然是糖原的较好固定剂，但当用无水乙醇固定肝等实质组织时，则其组织表面将很快凝固变硬，减弱对组织的渗透能力，造成组织中间部分固定不佳，甚至达不到固定目的。结果不但可引起组织严重收缩、变硬、变脆，妨碍切片和观察，而且由于固定不透、不均，糖原也不能得到较好的保存，并易出现糖原颗粒趋于细胞一端的极化现象。而用 80% 的乙醇在低温环境下固定组织糖原，就可以收到较优良的效果。胸腔积液、腹水等液体标本则以无水乙醇固定为佳。再如，用浓度过低的福尔马林固定一般组织，亦达不到固定的目的。所以，固定液的浓度不宜过高或过低。

4. 固定的时间与温度　固定时间的长短因组织种类、大小、固定液的性质及周围环境的温度不同而异。如组织致密、含脂肪较多，或组织标本较大的，就应适当延长固定时间。固定液渗透力较强的即可缩短固定时间。加温能够加速固定液的作用，缩短固定时间，但极易引起组织严重收缩、硬脆等不良改变。在低温环境下进行固定，虽然需要延长固定时间，但能够抑制很多酶对组织的自溶，对于糖原及抗原、抗体等很多物质的保存及固定都是有益的。

组织固定的时间不宜过长或过短，过短达不到固定的目的，而过长则可使组织过硬、过脆或影响染色效果。以 10% 福尔马林液固定的大体标本，一般固定时间为 3 ~ 7 天，组织块为 24 ~ 72 h。

（三）各种不同组织的固定方法及注意事项

1. 大体标本　多用 10% 福尔马林溶液固定与保存，特殊和有重要价值的大体标本最好用能保持原色的方法进行固定。固定数小时后，均应将大体标本加以翻动。对切片用的组织块也进行轻轻搅拌或振荡容器，使标本与容器、标本与标本接触部分能很好地浸透固定液。

2. 一般常规制片的组织多用 10% 福尔马林液或用磷酸盐缓冲的 10% 中性福尔马林液固定。

3. 肺标本易漂浮在液面，固定时可用薄层脱脂棉覆盖表面，使固定液能浸润整个标本。

4. 肠等有腔脏器有意义的标本可将浆膜面平铺在薄板或硬纸板上，用大头针钉住后再行固定。胆囊亦应用此种方法，并且最好将其放在单独容器内，以免胆汁污染其他重要组织标本。

5. 脑、脊髓、某些过于松软的肿瘤组织、有干酪样坏死及含有脓肿的病变标本应先不切开即行固定，具有一定的硬度后，再切取组织块，用新鲜的固定液固定。固定脑组织时最好将其悬吊在固定液中。

6. 液体较多的囊性标本应剪开固定。但有些内容物如黏液等应避免流失，可向囊腔内注入浓度较高的固定液后再行固定。

7. 骨骼标本应先将软组织剥离并锯成小块后，再进行固定。

8. 较小的组织标本应用擦镜纸包好，并可滴加少许伊红液作为标记再进行固定，以免丢失或与其他组织残渣碎屑混淆。

9. 血栓等易碎组织和其他珍贵的特殊标本宜单独固定，以免破碎与混淆不清。

10. 灌注固定即用灌注的方法，将固定液注入标本的血管中，使固定液很容易地迅速渗透到组织内部。对于浸透较慢的组织，利用此法固定效果最佳。该法已成为超微结构广泛应用的固定方法，对于一般组织学、病理学和细胞学亦完全适用。具体方法简单介绍如下：

（1）动物经麻醉后剪开腹腔，暴露腹主动脉。剪开下腔静脉为溢液口，由腹主动脉注入生理盐水，待肝发白后，灌注固定液，进行全身固定。

（2）尸检标本先取所要固定的脏器，动脉尽量留得长一些，再将灌注用的针头或特制的玻璃管插入动脉内并结扎牢固，用注射器把生理盐水注入标本内进行冲洗，当标本变为浅色后，再注入固定液。然后将标木取下，放入盛有固定液的容器内，固定一定时间后即可取材制作。

灌注固定法用带有颜色的固定液便于观察注射程度，如用无色固定液可加少量伊红。需要注意的是，冲洗和注入固定液的压力不能超过正常生理范围。

11. 特殊重要的和有价值的标本，应根据病变性质或预定保存某些结构及物质成分的需要，适当选择多种固定液进行固定，这样才能适应多方面的要求。

第三节　脱　水

脱水是指应用脱水剂将组织内的水分置换出来。各种组织本身都含有一定量的水分，在固定和水洗等处理过程中亦会混入水分。病理检查中常规应用的石蜡切片，是将熔化的石蜡浸渗入组织中后，再包埋成蜡块进行切片。因为水不能与石蜡混合，组织里面的水分会妨碍石蜡等包埋剂渗入，故组织经固定、水洗后，还必须经过脱水。

一、脱水的意义

为使石蜡溶液能均匀地渗透到组织中，同时组织又不致出现收缩变形等人工改变，脱水应使组织的水分渐次减去，最终达到彻底脱净。

二、常用的脱水剂

乙醇不但可以用来固定某些组织成分，而且是一种优良的脱水剂，是病理学常规制片过程中用以脱水的主要试剂。

乙醇可与水在任何比例下相混合，脱水力比较强，又能硬化组织。但高浓度乙醇急剧脱水可引起组织强烈收缩及过度硬化。故组织标本用乙醇脱水时，应先从浓度较低的乙醇开始，然后递增其浓度。一般从70% 或80% 的乙醇开始，经过90%、95% 逐步过渡到无水乙醇，即可达到脱水的目的。为了能使较大量的组织块同时进行脱水，并保持脱水剂的浓度和达到彻底脱水的目的，应经过2 次95% 乙醇及无水乙醇。但组织块在95% 乙醇及无水乙醇中放置的时间不宜过长，以免高浓度乙醇引起组织过度硬化而造成切片困难和组织收缩变形等人工改变。一般组织在80% 以下的乙醇内脱水时间可适当延长。

对脂肪组织、疏松结缔组织或脑组织，均需适当延长脱水时间，特别是在 95% 乙醇中应适当延长时间。必须将水脱净，将脂肪溶去，石蜡才能深入细胞和组织中。脱水不净、浸蜡不完全，所制成的组织蜡块不易切出完整的切片。

第四节　透　明

透明指组织经脱水后，再用能与脱水剂及石蜡混合的试剂，将不能与石蜡混合的脱水剂置换出来。有的透明剂可使组织呈现透明状态，故称之为透明。

一、透明的意义

组织经过脱水之后，还要经过透明，其目的是使石蜡渗入组织。透明剂不仅有脱乙醇的作用，还能溶解石蜡，使石蜡均匀地渗透到组织内，使组织硬度均匀，这样才能切出质量较佳的切片。因此透明是石蜡包埋必不可少的一个重要步骤。

二、常用的透明剂

1. 二甲苯　二甲苯是具有挥发性的无色透明液体，能溶于乙醇，也能溶于石蜡，为广泛应用的优良透明剂。组织脱水后直接投入二甲苯内，可使组织透明，但也可引起组织收缩和硬化，因此透明的时间不宜过长。

2. 二甲苯石蜡　即二甲苯与石蜡的等量混合剂。组织经过透明后，浸入二甲苯石蜡内，可使组织透明不完全的部分继续透明，并起预浸蜡作用。

第五节　浸　蜡

组织经过透明剂处理后，置入熔化的石蜡内浸渗称为浸蜡。浸蜡时所选用的石蜡种类、浸蜡的温度、浸蜡的方法及时间等都能直接影响石蜡制片的质量。

石蜡的熔点及其选择

1. 熔点与硬度　切片石蜡的熔点一般为 42 ~ 60 ℃，应用最多的是熔点为 54 ~ 58 ℃的石蜡。石蜡的熔点与其硬度有密切的关系，即熔点低者较软，熔点高者较硬，故熔点低于 50 ℃的石蜡又称软蜡，熔点高于 56 ℃的则称为硬蜡。

2. 浸蜡过程　组织浸蜡一般经二甲苯石蜡或石蜡与其他透明剂等量混合液于温箱内进行 1 ~ 2 h 的预蜡后，还需 2~3 次更换自熔点较低到熔点较高的石蜡浸渗。这样既利于石蜡充分浸渗到组织内，同时组织经过由低至高逐渐增加温度，能减少组织的收缩变形等改变。

3. 宜用熔点　不同的组织浸蜡时，宜用熔点不同的石蜡。一般组织浸蜡，第 1 次可选用熔点较低的石蜡，第 2、3 次选用熔点较高的石蜡。对于疏松及脆嫩组织，如脑、脊髓及小动物的肝、脾等宜用熔点较低的石蜡浸透。

4. 室温因素　组织浸蜡在选择所用石蜡的熔点时，除注意组织的不同外，还应考虑室温的高低。室温高时应选用熔点较高的石蜡，以增加石蜡的硬度，利于切片；室温低时应选用熔点较低的石蜡，以避免因过硬而造成切片时不连片，甚至破碎。

5. 最终熔点　无论何种组织、何时浸蜡，最后一次浸蜡所选用石蜡的熔点，要与包埋时所用石蜡的熔点相同，使组织的硬度与其周围石蜡的硬度相似，利于切片。

第六节　包　埋

包埋就是将已用包埋剂浸渗的组织块，再置于包埋剂中，经凝固后使组织被埋藏在里面，使其具有一定的硬度和韧性，利于切片。

用于包埋组织的材料很多，如明胶、火棉胶、硝化纤维、炭蜡、树脂等。各种不同制片可选用不同的包埋物质及方法。这里只介绍一般病理制片常用的石蜡包埋方法。

常规石蜡包埋法及注意事项如下。

（一）包埋前的准备工作

1. 熔蜡　处理好包埋蜡，静置备用。对于用过的旧蜡应事先熔化并用玻璃棉过滤。过滤石蜡液需在熔蜡箱中进行。

2. 预热　把包埋框、弯镊、垫板等置蜡箱内预热备用。

（二）注蜡及取放组织

开始包埋时，先将用具取出，放好。然后向包埋容器内倾注包埋用的蜡液。接着立即用镊子取出组织块和检号标记，将组织块切面向下平置于蜡液中，将检号标记也按包埋组织的顺序依次排好放在包埋容器的旁边。

（三）摆正与压平

趁蜡液未凝固前，迅速将组织摆正，每个组织蜡块之间应留有适当距离。当底层蜡液开始出现凝结时，用牙科弯镊将组织轻轻压平。

（四）贴检号标记

当包埋框或纸盒边缘上的蜡液开始出现凝结时，即应将标记检号用的小纸条附贴在相对应组织的包埋框或纸盒里面。

（五）移置与冷凝

盒内蜡液下层已凝结至组织块不能移动的程度时，可将包埋盒平稳地移至于较冷、传热较快而平坦的金属板、玻璃板或石制台面上，以加速凝固。当表面蜡液已经凝结而不再透明时，即可投入盛有冷水的平底水槽或其他容器中，使其急速凝固。

第七节　切　片

切片是将组织标本制成很薄的片子，以便染色后，在一般光学显微镜下能分清组织细胞的形态结构。切片是制作组织显微标本的一项基本技术。本节着重介绍一般病理学常用石蜡切片的具体操作方法并讨论有关问题。

石蜡切片是各种病理制片中最常应用的方法。这是由于石蜡切片具有切片薄、质量佳、适合连续切片等优点。以石蜡包埋的组织标本形态结构保持良好，便于长期保存。所以石蜡切片不仅适用于日常大量的一般活检和尸检工作，更是制作教材和科研等需要连续切片的理想方法。

石蜡切片的制作方法如下。

（一）准备工作

1. 切片刀　检查切片刀是否锋利，有无缺口。

2. 修蜡块　将蜡块修整成长立方形，组织面切四周预留 2 ~ 3 mm 蜡边，自组织切面至对侧之固着面应留适当厚度。

3. 载玻片　准备经多聚赖氨酸或 APES 等黏附剂处理的黏附载玻片。

4. 其他准备 将展片用具洗刷干净，盛满水并恒温自控于 45 ℃左右，可视所用包埋蜡熔点不同，将其温度调节 2 ℃左右。将切片的其他工具，如毛笔、弯镊、冰块和铅笔等准备好，即可进行切片。

（二）切片

先将蜡块固定在轮转式切片机上，注意一定使整个组织切面与刀口平行。调节蜡块与刀的距离，当蜡块已与刀口接触后，即可进行切削。切削时左手摇转调节前后距离的摇柄。无此摇柄的切片机可滑动齿轮盘，使蜡块均匀地向切片刀渐进，右手握切片机偏心轮上下移动，将蜡块削平。当蜡块削平、组织切全后，调节切片厚度标志至所需要刻度（一般石蜡切片厚度 2 ~ 4 mm），右手转动切片机摇柄，通过自动调节切片厚度进行正式切片。左手持毛笔将切出之切片轻轻挑起，每切出一片，左手即向后移动适当距离，使连续在一起的切片保持整齐的带状。

（三）展片

将若干个连续在一起的完整平坦切片带之靠切片刀端，用刮脸刀或直接用弯头镊取下。先将毛笔牵引端平稳地放入展片之温水面上，并立即抽出毛笔压在切片上面，使其不能移动。

（四）附贴

左手持载玻片倾斜至切片下面，接触切片后再垂直提出水面，使切片与玻片之间水分流出，切片就附贴在载片上了。

（五）标记检号

将附贴好的切片，用铅笔在玻片拟贴标签处标记检验号码。

（六）烤片

附贴标记好的石蜡切片，需放在比包埋石蜡熔点高 10 ℃左右的烤箱中烤干。使水分挥发，切片附贴牢固。

第八节　苏木精 - 伊红染色

苏木精 - 伊红染色是从事生物组织学、病理学及细胞学工作必不可少的基本方法，被称之为普通染色或常规染色，又取苏木精（Hematoxylin）和伊红（Eosin）两个外文字头而简称为 HE 染色。

由于苏木精 - 伊红染色便于对组织细胞及其病变进行全面观察，故对病理诊断、教学和研究都具有重要价值。截至目前所积累的病理组织学知识，绝大部分是从观察苏木精 - 伊红染色标本所得来的。

一、染色前处理——石蜡切片脱蜡水洗的具体操作和应注意的事项

无论用哪一种固定、包埋方法所制作的切片，都必须经过适当处理方能进行染色。这里着重介绍常用的石蜡切片染色前处理。

石蜡切片在染色之前必须经过脱蜡水洗，就是先用二甲苯等有机溶剂将组织切片上的石蜡溶解后，再用自高至低浓度的乙醇将不能与水混合的二甲苯溶掉；在经过各级乙醇的过程中，组织切片中的水分得到逐渐增加，直至最后水洗。

1. 二甲苯Ⅰ脱蜡 将烘干之切片浸入二甲苯Ⅰ中脱蜡。将切片上下提插或左右振荡能加速石蜡溶解。在二甲苯Ⅰ中的脱蜡时间，在正常室温情况下，一般以 5 ~ 10 min 为宜。具体时间视环境温度、二甲苯质量、纯度及使用时间长短等条件不同而异。在气温较高的环境下，可适当缩短脱蜡时间，1 ~ 5 min 即可。在严冬季节染色时，可将切片在二甲苯内浸泡数十分钟至数小时甚至过夜。

2. 二甲苯Ⅱ脱蜡　从二甲苯Ⅰ移入到二甲苯Ⅱ 2 ~ 5 min，其主要目的是为了将含有石蜡的二甲苯Ⅰ洗掉，以充分溶解残存于切片上的少量石蜡。因此，应尽量将切片上的石蜡在二甲苯Ⅰ中溶解掉，这样就可以缩短在二甲苯Ⅱ中停留的时间，减少被二甲苯Ⅱ溶解下来的石蜡，相对保证了二甲苯Ⅱ的纯度，利于将石蜡脱净。

3. 脱二甲苯　由于二甲苯不能与水及低浓度乙醇混合，而染色液一般均以水或低浓度乙醇为溶剂，如不除净二甲苯就会影响切片的染色。脱蜡之切片从二甲苯Ⅱ移入到无水乙醇Ⅰ中 1 ~ 5 min，以洗除二甲苯。将切片从无水乙醇Ⅰ中移入无水乙醇Ⅱ内 1 ~ 5 min，以彻底洗净二甲苯。

4. 切片从无水乙醇Ⅱ移入 95% 乙醇内浸洗 1 ~ 3 min。

5. 将切片移入 80% 乙醇内浸洗 1 ~ 3 min。

6. 自来水洗去切片上的乙醇。

7. 以蒸馏水清洗切片，以防止污染苏木精染液。

二、染色过程

苏木精 - 伊红染色是先用苏木精将组织切片适当过染，经水洗后再用盐酸乙醇分化，弱碱性水溶液显蓝。这一步须达到仅使胞核呈鲜明蓝色，胞质等背景无色。再经水洗后用伊红将胞质等染成深浅不同程度的粉红色至红色。

常规石蜡切片经脱蜡水洗后染色的一般程序和时间如下：

1. 苏木精染液 5 ~ 15 min。

2. 自来水洗 3 ~ 5 min。

3. 1% 盐酸乙醇分色数秒钟。

4. 自来水洗 1 ~ 5 min。

5. 弱碱性水溶液显蓝 0.5 ~ 1 min。

6. 流动自来水充分水洗 5 ~ 10 min。

7. 镜检着色程度，如不适宜时做相应处理。

8. 蒸馏水洗 2 ~ 3 次。

9. 0.25% ~ 0.5% 水溶性伊红染液 5 ~ 15 min。

10. 蒸馏水洗数秒钟　要使苏木精 - 伊红染色得到理想的结果，除在染苏木精阶段要控制好染色时间之外，重要的是要掌握好盐酸乙醇分化和恰当使用促蓝剂；用伊红染液时要合理使用冰醋酸；在染色后脱水兼分化过程中注意保证伊红着色的适宜程度。

注意事项：

1. 苏木精染色时间　染色时间长短不可能一成不变。这是因为染色时间不仅与染液的染色能力有关，而且还与不同组织或取材的新旧、组织标本所用不同的固定液、固定的时间长短、环境温度等也有密切的关系。故在染色时必须随时观察切片的染色程度。如肉眼观察无把握时，应用显微镜来检查，以便准确掌握好染色时间。

2. 盐酸乙醇分化　上面所说的掌握好染色的适宜时间，目的是使染色程度适宜，明矾苏木精染液虽然对胞核及胞质的亲和力大小不同，但很难达到仅使胞核着色而胞质不着色的目的。所以苏木精染色应先适当过染，再经盐酸乙醇分化后达到适宜程度。分化处理恰当，可使细胞核着色清晰，而其他成分脱色。

3. 显蓝　显蓝又称返蓝、促蓝，即指用苏木精染色的组织切片经盐酸乙醇分化后，再用弱碱性水溶液处理，使切片由浅色显示出应有的蓝色。苏木精染色这一返蓝过程，是苏木精 - 伊红染色所必需的，甚至在未分化前也需要促蓝，因为苏木精染液的性质是在酸性环境下颜色变浅，在碱性环境中才能显色，增加染色的强度，该着色的颜色亦能牢固。所以在经苏木精染色后的组织切片，应先用流动的自来水冲洗或用多次更换的自来水浸泡，经盐酸乙醇分化后再充分水洗。

4. 伊红染色时间　伊红染色程度应以苏木精对细胞核着色的程度为标准，以求达到对比鲜明。如果胞核过淡而胞质过浓，造成以红盖蓝，或者胞质过淡而胞核过浓，均影响观察。故伊红染色程度应以对比彩色相适宜为佳。

伊红的染色时间一般为 5 ~ 15 min。关于恰当的染色时间的掌控和前面所说的苏木精情况相同。例如：新鲜的组织染色时间可以缩短，陈旧的组织染色时间就要相应延长。凡是组织标本用含有升汞固定液固定的，对伊红着色较为有利。而用福尔马林固定液固定的对伊红染色较差。特别是在福尔马林固定液中时间长的，染色时间需延长。伊红染色也应当过染，以便在染色后的水洗、脱水过程中，脱掉一部分后，恰好达到适宜程度。但需注意不能过染太深，以免伊红将已染为蓝色的胞核复染成蓝紫色，以及给水洗及脱水带来麻烦。为掌握好伊红的染色时间，也应随时镜检。

第九节　脱水、透明、封固

绝大部分苏木精 - 伊红染色的切片标本，为了便于观察和长期保存，均应以干性封固剂封藏。凡是用干性封固剂封藏的各种切片标本在染色后，均需经过脱水、透明过程。这可使存留在切片上的水分及漂浮的染色液全部除净，经透明剂的作用后，将脱水剂清除出来，使切片产生适宜的折光率，最后用盖玻片及封固剂封固。

脱水、透明、封固的具体方法如下：

（1）80% 乙醇数秒钟或稍长。

（2）95% 乙醇 0.5 ~ 1 min。

（3）无水乙醇Ⅰ 1 ~ 5 min。

（4）无水乙醇Ⅱ 1 ~ 5 min。

（5）二甲苯Ⅰ 1 ~ 5 min。

（6）二甲苯Ⅱ 1 ~ 5 min。

（7）中性树胶封固。

脱水所用 80% ~ 95% 乙醇，除有脱水作用外，还兼有对伊红染色的分化作用。故在具体操作时要两者兼顾，优先保证伊红色调适宜，灵活掌握脱水兼分化时间。如伊红染色较深，可以适当延长时间，否则宜迅速进行，最后通过无水乙醇达到彻底脱水的目的。

如果脱水不彻底，或用于脱水的各级乙醇成分不纯，当切片从乙醇移入二甲苯透明时，就会产生白色云雾，致使切片呈现模糊不透明状态。用作透明的二甲苯使用过久或混入水分也可出现同样的现象。遇此情况，可将各级脱水的乙醇或用于透明的二甲苯更换新液，即可消除，保证切片颜色质量。在潮湿的环境下，透明困难时，可用石炭酸二甲苯混合液，但最后必须用二甲苯彻底洗净石炭酸。

切片在完成脱蜡、染色、脱水、透明等整个操作过程后，应在切片上滴加中性树胶，并以盖玻片封固，断绝与外界接触，以便长期保存。

第二章 免疫组织化学技术

第一节 免疫组织化学基本原理

免疫组织化学由免疫学和组织化学相结合而成，是利用抗原-抗体特异性结合反应对组织切片或细胞标本中的蛋白质等大分子物质进行原位定性、定位或定量的研究。

依据不同的标记物和不同种类的放大系统可把免疫组织化学技术分为不同类型。例如用酶标记抗体、酶催化底物形成有色沉淀，显微镜下观察抗原抗体反应即为免疫酶组织化学；用荧光染料标记抗体，荧光显微镜下观察即为免疫荧光组织化学；用具有高度亲和力的物质在免疫组织化学方法中建立有效的抗原信号放大系统，即产生了亲和免疫组织化学。

一、直接法

用酶或其他标记物标记的特异性抗体直接与标本中的相应抗原结合，再与酶的底物作用形成有色产物，沉积在抗原抗体反应部位。直接法简便快速，非特异性背景低，但必须对每种抗原使用特异性的抗体，且敏感性较低，对于抗原量少的组织细胞样品，较难检测。

二、间接法

染色时，顺次以第一抗体和标记的第二抗体处理标本，在抗原存在部位形成抗原-第一抗体-标记的第二抗体复合物，以此进行抗原的检测。间接法敏感性较高。

三、亲和免疫组织化学

亲和免疫组织化学由酶桥法和过氧化物-抗过氧化物酶复合物法（PAP）发展而来，既可在待检抗原部位形成有色沉淀，又能产生有效抗原信号放大系统。其敏感性强，操作过程省时，背景清晰，已成为目前应用最广的免疫组织化学方法。染色时，标本中的抗原与第一抗体结合，第一抗体与用生物素标记的第二抗体结合；再利用具有高度亲和性的物质作为桥，连接与生物素结合的酶及第二抗体。

第二节 免疫组织化学染色主要步骤

一、基本步骤

免疫组织化学（简称免疫组化）染色的方法很多，按染色步骤可分为直接法和间接法。按结合方式可分为抗原-抗体结合，如PAP法，以及亲和连接，如标记的链霉亲和素-生物素（LSAB）法。目前常用的方法基本由链霉亲和素-生物素-过氧化物酶复合物技术（SABC法）演变而来，以 SABC 法为例介绍染色基本步骤如下：

（一）切片处理

1. 石蜡切片脱蜡入水；冰冻切片冷丙酮 4 ℃固定 10 ~ 20 min，PBS 洗 2 次，每次 5 min。

2. 石蜡切片抗原修复　常用的方法有加热抗原修复法和酶消化法。修复后需先用蒸馏水冲洗 2 次，再用 PBS 冲洗 2 ~ 3 次，每次 3 min。

（1）加热修复法：有高压加热修复法及微波修复法。①高压加热修复法：将组织切片置于耐高温的切片架上，放入煮沸的枸橼酸盐缓冲液（pH=6.0）中，盖紧锅盖，扣紧压力阀，继续加压至喷汽 2 min。将高压锅离开热源置于自来水下加速冷却至室温后取出玻片；②微波修复法：取枸橼酸盐缓冲液（pH=6.0）于微波盒中，用微波加热沸腾，将组织切片置于其中，继续中高档微波处理 15 min。取出微波盒，待冷却至室温后取出玻片。

（2）蛋白酶消化法：常用 0.1% 胰蛋白酶液和 0.4% 胃蛋白酶液。前者主要用于细胞内抗原的显示，37 ℃孵育切片 15 ~ 30 min；后者主要用于细胞外基质抗原的显示，37 ℃孵育 30 min。

（二）灭活内源性酶

切片置于新鲜配制的 3% 甲醇 -H_2O_2（3 ml 纯甲醇中加入 30% H_2O_2 0.3 ml）中室温浸泡 10 min，再用 PBS 冲洗 3 次，每次 5 min。

（三）非免疫血清封闭

常用方法是用 2% ~ 10% 羊血清或 2% ~ 5% 牛血清白蛋白在室温下作用 10 ~ 30 min。

（四）第一抗体孵育

滴加特异性一抗于切片上，4 ℃孵育过夜或室温孵育 1 ~ 2 h。用 PBS 冲洗 3 次，每次 5 min。

（五）第二抗体孵育

滴加稀释的二抗于切片上，37 ℃孵育 0.5 ~ 1 h，PBS 漂洗 3 次，每次 5 min。

（六）SABC 孵育

滴加 SABC 于切片上，室温孵育 10 ~ 30 min，PBS 漂洗 4 次，每次 5 min。

（七）显色

免疫组织化学染色的最后关键步骤，一般使用辣根过氧化物酶（HRP）- 二甲基联苯胺（DAB）系统，阳性信号呈棕色细颗粒状。DAB 显色液室温显色 3 ~ 5 min，自来水洗终止反应后入蒸馏水。

（八）细胞核复染

使用苏木精染液复染细胞核 1 min，镜下控制着色效果，自来水冲洗返蓝，入蒸馏水。

（九）脱水、透明、封片

二、Envision 法

Envision 法的敏感性在传统方法基础上有很大提升，是目前常用的方法之一。该法具有省时、操作简便、受内源性生物素干扰少等优点。该法是将多个抗鼠和抗兔 IgG 分子与辣根过氧化物酶结合形成聚合物，直接与特异性第一抗体结合，使检测变得简单且敏感性增加。

由于多聚物在人体内是不存在的，此法无需血清封闭。

主要步骤：

（1）石蜡切片脱蜡入水。

（2）3% H_2O_2 室温浸泡 10 min，PBS 冲洗 3 次，每次 5 min。

（3）稀释的特异性一抗 37 ℃孵育 1 ~ 2 h。PBS 冲洗 3 次，每次 5 min。

（4）二抗 37 ℃或室温孵育 20 min。PBS 冲洗 3 次，每次 5 min。

（5）DAB 显色 5 min，自来水洗。

（6）细胞核复染，封片。

三、注意事项

1. 组织细胞取材要新鲜，固定须及时，保证形态完好，抗原物质的抗原性不丢失。

2. 稀释抗体应遵循现用现配的原则，稀释后的一抗存放时间不能超过 3 天。一抗稀释浓度应选择适当，满足抗原染色强度及低背景色。选择二抗时要注意特异性与一抗匹配。

3. 切片在血清封闭后，倾去多余血清即可滴加第一抗体。染色时防止干片，孵育过程要在湿盒内进行。

4. DAB 应现用现配，显色时随时在显微镜下观察，以达到最佳分辨效果。

5. 染色中须有对照实验。对照方法包括：①阴性对照：用确证不含已知抗原的标本做对照，对照切片应呈阴性结果；②阳性对照：用已知抗原阳性的切片作为对照与待检标本同时进行染色，对照切片应为阳性结果；③自身对照；④空白对照。

第三节　免疫组织化学染色结果评价

免疫组织化学染色结果要根据对照实验准确判断阳性和阴性结果，排除假阳性和假阴性结果。首先应学会排除非特异性染色结果，其特点有：细胞和间质染色无区别或间质染色更强；染色无特定部位，无结构性，无分布规律；染色出现在切片的干燥部位、边缘、刀痕或组织折叠处。继而应确定特异性染色在组织细胞中的部位，常见的抗原表达模式有以下几种。

1. 多数免疫组织化学染色为胞质阳性反应，但又有不同的表现形式。胞质内弥散分布，如波形蛋白等；胞质内局限点状阳性，如 CD15 抗体等；胞质内近细胞核分布，其特点是细胞核轮廓被勾画得很清楚。

2. 细胞核阳性反应，如 Ki-67、甲状腺转录因子、雌激素受体蛋白等。

3. 细胞膜线性阳性反应，如大多数淋巴细胞标志物。

第三章　原位杂交技术

第一节　原位杂交技术基本原理

原位杂交是将分子杂交与组织化学相结合而在核酸原有的位置进行细胞内核酸定性、定位的一种技术。用已知序列并带有标记的核苷酸片段作为探针，与组织、细胞中待检测的核酸按碱基配对的原则进行特异性结合而形成杂交体，从而对组织切片、细胞涂片等进行检测和定位待检测的核酸。

第二节　原位杂交组织化学基本程序

一、杂交前预处理

（一）玻片及切片

1. 玻片　载玻片及盖玻片使用前要清洗干净。先用热肥皂水刷洗，用自来水清洗干净后置于清洁液中浸泡 24 h，用清水洗净烘干，在 95% 乙醇中浸泡 24 h 后用蒸馏水冲洗，150 ℃以上高温烘干，用锡箔纸包好无尘存放。有条件时最好硅化处理。

2. 切片　原位杂交中以冰冻切片最常用。切片时，要尽量避免 RNA 酶污染，操作时须戴手套，并使用 70% 乙醇擦洗工作台、切片机刀架和载物台等手常接触的部位。石蜡切片展片时需用含 DEPC（二乙基焦碳酸酯）的双蒸水加温展片，制成的石蜡切片置于 52 ℃烤箱中过夜后即可进行原位杂交。烤干的切片可在室温下保存。

（二）增强组织通透性和核酸探针的穿透性

增强组织通透性常用的方法包括应用清洗剂（Triton X-100）、消化酶等。这种处理可以广泛去除蛋白质，增强组织的通透性和核酸探针的穿透性，提高杂交信号，但同时也会降低 RNA 的保存量，影响组织形态结构。因此，在用量和时间上应加以注意。

1. Triton X-100　一般将切片浸入含 0.2% ~ 0.5% Triton X-100 的 PBS 中处理 15 min。

2. 蛋白酶 K　一般应用蛋白酶 K 1 μg/ml（于 0.1 mol/L Tris，50 mmol/L EDTA，pH 8.0 缓冲液中），37 ℃孵育 15 ~ 20 min。蛋白酶 K 还具有消化靶 DNA 周围蛋白质、从而提高杂交信号的作用。蛋白酶 K 消化后，用蛋白酶 K 抑制剂（0.1 mol/L 甘氨酸的 PBS）终止反应。为保持组织结构，通常用 4% 多聚甲醛再固定 3 ~ 5 min。

（三）减低背景染色

1. 酸酐处理　用 0.25% 醋酸酐处理 10 min，减低探针与组织中碱性蛋白质之间的静电效应，降低背景。

2. 预杂交　是减低背景染色的一种有效手段。用不含探针的预杂交液在杂交温度下预先孵育标本 1 ~ 2 h，封闭非特异性杂交位点，达到减低背景染色的目的。

二、杂交反应

杂交反应是指用杂交液孵育组织切片，杂交液中标记的核酸探针在适当的条件下与组织细胞内相应的靶核酸互补结合形成杂交体的过程。

三、杂交后处理

杂交后处理主要包括系列不同浓度和不同温度的盐溶液的漂洗。其目的是除去未参与杂交体形成的过剩探针，减少因非特异性结合造成的背景染色。一般而言，盐浓度由高至低，而温度由低至高，漂洗 10 ~ 15 min。漂洗过程中，须注意防止切片干燥。干燥的切片即使用大量溶液漂洗也很难减少非特异性结合。

四、杂交体检测

杂交体检测指通过一定方法使杂交反应形成的杂交体成为在显微镜下可识别的产物。根据核酸探针标记物的种类不同进行不同显色处理。

五、对照实验

对照实验用于证明原位杂交实验操作的准确性和实验结果的可信性。根据核酸探针、靶核酸的种类及现有的可能条件进行选定。

常用的对照实验有以下几种。

（一）组织对照

从被检组织中提取 DNA 或总 RNA，分别用 Southern 或 Northern 印迹法进行检测，一般情况下，Southern 或 Northern 印迹反应结果与原位杂交结果一致，两者相互支持。

（二）探针对照

1. 已知阳性和阴性组织对照　用探针在已知含靶核酸序列的阳性组织和已知不含靶核酸序列的阴性组织标本上进行杂交反应，应分别得到阳性结果和阴性结果。

2. 吸收实验　将标记探针同与之互补的 DNA 或 RNA 杂交，然后再进行杂交反应，结果应为阴性。

（三）杂交反应体系对照

1. 空白实验　以不加核酸探针的杂交液进行杂交反应，结果应为阴性。

2. 核酸酶预处理　将切片应用 DNA 酶或 RNA 酶进行预处理，以消化被检核酸后再进行杂交反应。与未经核酸酶预处理的标本相比，杂交信号明显减弱，则证明标记探针与未经核酸酶预处理的标本有杂交体形成。

第四章　细胞病理学技术

细胞病理学技术也称为细胞学检查，即采集病变处的细胞，制片染色后进行观察和诊断。

一、标本采集

细胞可来源于：①口腔、食管、鼻咽部、女性生殖道等病变部位直接采集的脱落细胞；②自然分泌物（如痰液）、体液（如胸膜腔积液）及排泄物（如尿液）中的细胞；③通过内镜采集的细胞或用细针穿刺病变部位（如乳腺、甲状腺、淋巴结等）获取的细胞。

二、制片

（一）涂片

1. 涂抹法　细胞学标本最常用的涂片方法。常用棉签、吸管或针头将标本均匀涂抹于载玻片上。涂片时，在载玻片的一端（不超过 2/3），顺一个方向，轻柔利索地一次涂抹成薄厚均匀的涂片。

2. 拉片法　选小滴标本，置于两张载玻片之间，稍加压力反向拉开，即成两张薄厚均匀的涂片。该法适用于痰液、胸腹水和穿刺细胞标本。

3. 推片法　血液科常用的涂片方法。选一边缘光滑的推片，蘸取少量标本置于载玻片右端，并使推片与载玻片之间成 40° 左右的夹角，自右向左匀速推动，制成细胞涂片。常用于穿刺细胞和体液标本。

4. 薄层液基细胞学检测（Thin-Cytologic Test，TCT）　薄层液基细胞学检测技术是通过专用采集器采集脱落细胞，然后将其浸入液基细胞处理试剂中进行处理，以最大程度保存固定白细胞、脱落上皮细胞等有价值的细胞，制备成细胞悬液后通过全自动薄层细胞制片机制备成均匀单层的细胞薄片，完成涂片。此技术率先应用于妇科细胞学检查，是目前临床筛查宫颈癌的常用方法。

（二）固定

最常用的固定液为 95% 乙醇，一般固定时间为 10 ~ 30 min。

一般涂片涂好后应立即固定，将涂片直接浸入固定液或将固定液直接滴加到涂片上。直接浸入固定液固定效果好，但需一例一瓶、分瓶固定，以防细胞脱落发生交叉污染。滴加固定液需将固定液盖满涂膜，但固定液量较少、效果较差，一般仅用于须做瑞氏或迈 - 格 - 吉（MGG）染色的胸腹水、尿液及穿刺细胞涂片。

（三）染色

1. HE 染色法　组织切片的常规染色，也是细胞涂片最常用的染色法，主要用于胸腹水、尿液、乳头溢液及穿刺细胞涂片。染色方法同石蜡切片染色。

2. 巴氏（Papanicolaou）染色法　是一种较传统的脱落细胞涂片染色法，细胞结构清晰，可反映细胞在炎症刺激下和癌变后的形态学变化。涂片色彩丰富，能显示鳞状上皮不同角化程度，适用于呼吸道、消化系统、胸腹水和女性生殖系统涂片。

染色方法：

（1）固定好的涂片入水、苏木精染核、盐酸乙醇分色、返蓝同 HE 染色。

（2）70%、80%、90% 乙醇依次脱水各 1 min。

（3）橘黄 G 染液（橘黄 G 0.5 g 溶于 95% 乙醇 100 ml，加磷钨酸 15 mg）3 min。

（4）95% 乙醇漂洗 2 次，每次 1 min。

（5）EA^{36}（0.5% 亮绿水溶液 45 ml，0.5% 俾斯麦褐水溶液 10 ml，0.5% 伊红 Y 水溶液 45 ml 混合加磷钨酸 0.2 g，饱和碳酸锂水溶液 1 滴）或 EA^{50}（3% 亮绿水溶液 10 ml，纯甲醇 250 ml，20% 伊红 Y 水溶液 20 ml，冰醋酸 20 ml 混合加磷钨酸 2 g，95% 乙醇 700 ml）3 min。

（6）95% 乙醇漂洗 2 次，每次 1 min。

（7）无水乙醇漂洗 2 次，每次 1 min。

（8）二甲苯Ⅰ、二甲苯Ⅱ透明各 1 min。

（9）中性树胶封片。

染色结果：细胞核蓝染，鳞状上皮底层、中层及表层角化前细胞质染绿色，表层不全角化细胞胞质染粉红色，完全角化细胞胞质呈橘黄色，红细胞染鲜红色，黏液染淡蓝色或粉红色。

3. 瑞氏染色法　适用于血细胞涂片染色，用于胸腹水、尿及穿刺细胞涂片疑为淋巴瘤时的鉴别诊断。

染色方法：

（1）自然干燥的细胞涂片水平置于染色架上。

（2）滴加瑞氏染液，以盖满涂膜为宜。染色 1 min。

（3）滴加等量的磷酸缓冲液，气囊吹匀。

（4）10 min 后流水冲去染液，趁湿盖片或干后镜检。

染色结果：细胞核染紫红色，胞质染紫蓝色，黏液染粉红或淡蓝色。

4. 迈 - 格 - 吉（MGG）染色　MGG 由两种成分组成，即 May-Grünwald 染料和 Giemsa 染料。May-Grünwald 为曙红亚甲蓝Ⅱ，由伊红和亚甲蓝组成，对胞质着色好。Giemsa 对核染色较好，该法染色方法简单，结构清晰。对细菌、真菌及胆固醇结晶显示清晰，适用于宫颈脱落细胞学诊断和显示阴道滴虫等，亦可用于鉴别淋巴瘤。以 MGG 染液替代瑞氏染液，染色步骤同瑞氏染色。染色结果亦与瑞氏染色相同。

第五章　数字切片

数字切片又称虚拟切片，是一种将现代数字系统与传统光学放大装置有机结合的技术。它将传统的玻璃切片通过全自动显微镜或光学放大系统扫描采集得到高分辨数字图像，再应用计算机对得到的图像自动进行高精度多视野无缝隙拼接和处理，从而获得优质可视化数据。数字切片包含了玻璃切片的全视野信息，具有高分辨率、色彩逼真、操作便捷、便于检索等优点，也为形态学教学带来重大变革。

一、数字病理切片库的建立

首先，在实验室原有玻璃切片标本库的基础上，依据异常人体形态学实验教学大纲，按照基础病理和器官病理，筛选出结构完整、染色清晰、具有病变特征的数套玻璃切片标本，进行分类、编号、建档，制成电子文件目录保存。

其次，使用数字切片扫描系统制作数字切片。该系统主要由数字切片扫描装置和数据处理软件构成。利用全自动显微镜扫描平台在低倍物镜（4×）下对玻璃切片进行快速扫描，显微扫描平台自动将切片沿 X/Y 轴方向扫描移动和沿 Z 轴方向自动聚焦而得到图像，获得扫描图像。然后在选定扫描区域后转到高倍物镜（40×）下进一步扫描，获得高分辨率的数字图像。扫描完成后，由扫描控制软件在光学放大装置有效放大的基础上，利用程控扫描方式采集高分辨数字图像，图像压缩与存储软件将图像自动进行无缝拼接处理，制作生成整张全视野的数字化切片。利用相应的数字病理切片浏览系统，对一系列可视化数据进行任意比例的放大或缩小，以及在任意方向移动以浏览和分析处理，如同在操作一台真实的光学显微镜。

将制作完成的数字病理切片及电子文件目录一同保存在计算机或存储介质中。数字病理切片库的建立，避免了玻璃切片易碎、脱色、不便观察、保管难度大等问题。

二、数字切片的应用

（一）提高实习课的教学效果和学习效率

数字切片内容统一，信息量大。丰富的数字切片资源库既补充了教学资源，也为教师示教切片和学生学习切片提供了更多的选择。数字化病理切片联合数码互动教学系统的教学方式，便于学生观察缩放自如的高清图像，把握组织切片病变局部和整体的关系。学生可以通过浏览复习数字组织切片的内容，实时对照正常器官与病变器官的组织结构差异。此外，一种疾病可存有多个不同的数字切片标本，便于学生在实习课上观察完玻璃切片后，还可以观察同一疾病的不同切片的病理变化特点。

（二）便于学生自主学习

依托于校园网的数字切片资源库，使学生可以在校内利用计算机和网络进行学习，不受时间、空间的限制，便于学生自主学习，促进学生学习主动性的发挥和自学能力的提高。

（三）用于学生实践能力的评价

将数字化病理切片应用于病理学实习课程的期末考核，考核学生对实习课内容的掌握程度和初步的病理诊断能力，评价学生学以致用的能力。

第六章　超薄切片技术

超薄切片技术是透射电镜样品最基本、最常用的制备技术，制作过程与石蜡切片技术相似，也需经过取材、固定、脱水、浸透、包埋、切片及染色等步骤，但更为复杂和精细。

一、取材

超薄切片所取组织的体积一般不超过 1 mm×1 mm×1 mm。为便于定向，可将组织修成 1 mm×1 mm×2 mm，且操作最好在低温（1～4℃）下进行。

将取出的组织放在洁净的卡片纸上，滴一滴冷却的固定液，用新的、锋利的刀片将组织修小，然后将组织块移至盛有冷的固定液的小瓶中。

二、固定

（一）常用固定液

1. 戊二醛　电镜超薄切片技术中广泛使用的固定剂。戊二醛市售浓度一般为 25% 水溶液，无色透明，需低温密封保存。戊二醛的优点是对糖原、糖蛋白、微管、内质网和细胞外基质等有较好的固定作用，对组织和细胞穿透力较强，还能保存某些酶的活力，长时间的固定（几周甚至1～2个月）不会使组织变脆。缺点是不能保存脂肪，没有电子染色作用，对细胞膜的显示较差。

2. 四氧化锇　又名锇酸，是一种淡黄色晶体，需避光保存。一般只用于某些特殊染色或电镜超薄切片固定。锇酸具有强烈刺激气味，有毒，操作宜在通风橱中进行，锇酸对于细胞结构中的蛋白质成分有良好的固定作用，能与不饱和脂肪酸反应使脂肪得以固定。此外，还能固定脂蛋白，使生物膜结构的主要成分磷脂蛋白稳定。但锇酸不能固定核酸，对糖原、微管等保存不好。锇酸固定剂有强烈的电子染色作用，用其固定的样品图像反差较好。但其渗透能力较弱，用四氧化锇固定的时间一般为 2 h 左右，长时间停留在四氧化锇溶液中会引起一些脂蛋白复合体的溶解，而使组织变脆，造成切片困难。

（二）固定液的配制

1. 戊二醛固定液

（1）2.5% 戊二醛固定液的配制：

　　0.2 mol/L 磷酸盐缓冲液 50 ml

　　25% 戊二醛水溶液 10 ml

　　双蒸水加至 100 ml

（2）2% 多聚甲醛 -2.5% 戊二醛固定液配制：

　　0.2 mol/L 磷酸盐 50 ml

　　10% 多聚甲醛水溶液 20 ml

　　25% 戊二醛水溶液 10 ml

双蒸水加至 100 ml

2. 四氧化锇（锇酸）固定液

（1）先配 2% 锇酸水溶液：市售的锇酸结晶一般为 0.5 g 或 1 g 封装于安瓿瓶。配制时，将洗净的安瓿放入棕色磨口玻璃瓶内击碎，按配成 2% 锇酸溶液的比例加入双蒸水，密封瓶口，置冰箱备用。锇酸溶解缓慢，放置 2 天以上方能溶解，成为透明液体。配液所用器皿也要十分干净，并且不要接触金属，否则锇酸溶液容易氧化变质。如变成红棕色至黑色，则表示失效，不能使用。

（2）用磷酸缓冲液配制 1% 锇酸固定液

磷酸缓冲液 4.5 ml

10.8% 葡萄糖 0.5 ml

2% 锇酸水溶液 5 ml

锇酸固定液保存期很短，需 1 周内尽快用完。

（三）固定方法

大多数组织均采用浸泡法固定，因此，在此只介绍组织块固定。

电镜超薄切片标本需两次固定，即前固定与后固定。前固定要求组织离体 1 ~ 3 min 内必须浸入戊二醛固定液，固定液的 pH 值和渗透压必须保证和体内环境一致。一般 4 ℃固定 2 ~ 4 h，固定液的用量为标本的 40 倍左右。再用缓冲液 4 ℃漂洗 3 次，每次 10 min，以彻底洗去戊二醛残液。最后用锇酸固定液进行后固定 1 ~ 2 h（4 ℃），固定完毕，用缓冲液漂洗 20 min 后进行脱水。

三、脱水

常用的脱水剂为乙醇和丙酮。组织块脱水步骤为：

50% 乙醇 10 ~ 15 min；

70% 乙醇 10 ~ 15 min；

80% 乙醇 10 ~ 15 min；

90% 乙醇 10 ~ 15 min；

无水乙醇 20 ~ 30 min；

无水乙醇 20 ~ 30 min；

丙酮 10 min。

四、浸透和包埋

1. 浸透　脱水后→无水乙醇或丙酮 1 份 + 包埋剂 1 份（4 h）→包埋剂（过夜）→包埋。

2. 包埋　目前常用的包埋剂是环氧树脂。

在药用空心胶囊或特制的多孔橡胶模板中进行。把胶囊放在特制的支架上，置烤箱烘干，用牙签挑起组织块，放置于胶囊底部或橡胶模板中，堆满包埋剂，放上标签，梯度升温至 60 ℃烤箱内加温 24 ~ 36 h，即可形成包埋块。

五、超薄切片

（一）切片前准备工作

1. 修块　将包埋块用单片刀或者双片刀修去包埋剂覆盖组织的部分，将组织暴露表面。

2. 制刀　有玻璃刀制刀机或者钻石切片刀（生物电镜用）。

玻璃刀制备：把专用玻璃条切割成三角形玻璃刀，有效刀口面积需要到 2/3，出现漂亮锐利的韧力线，把胶带或者专用水槽用石蜡封死。玻璃刀保存时间不超过 24 h，如需过夜后使用，于 4 ℃冰箱保存过夜。

钻石刀不需提前置备，但是需要在使用后进行刀刃保养。钻石刀为天然钻制成，价格极为昂贵，一般不用于半薄切片制备，仅用于超薄切片制备。

3. 捞片和切片　水槽内的水需要准备双蒸水或者超滤水，尤其是免疫电镜样本制作中需要保证水槽用水的洁净度。

4. 载网　超薄切片需用具有支持膜的载网承载切片。一般常用圆形铜网，直径 3 mm 左右。根据不同需求选择网孔数目，如 100 目、200 目。

5. 半薄切片　超薄切片前切 300 ~ 500 nm 厚度的半薄切片以观察定位样本的部位。用有尖端的工具将切片捞取到玻片上，干燥后采取碱性染料染色后用光镜观察，重新修组织块后进行超薄切片。

（二）超薄切片步骤

常用的超薄切片厚度为 70 ~ 100 nm。

超薄切片的步骤主要包括：安装包埋块、安装切片刀、调节刀与组织块的距离、调节水槽液面高度与灯光位置、切片并在组织切片成带后将切片捞在载网上，最后将捞好切片的金属载网放置于干燥洁净的封闭环境内完全干燥后，准备染色。

六、染色

（一）醋酸双氧铀染色法

醋酸双氧铀能与细胞内多种成分结合，尤其对核酸、核蛋白等有较强的结合能力。常用的铀染色液为 2% ~ 5% 饱和醋酸双氧铀，用 50% ~ 70% 乙醇或丙酮配制，也可以用双蒸水配制。铀为剧毒药品，使用时要注意防护，染液应装在棕色试剂瓶中避光保存，若有洒落一定要及时中和处理。

1. 组织块染色　在脱水至 70% 乙醇或丙酮时，将组织块放在用 70% 乙醇或丙酮配制的饱和醋酸双氧铀溶液中，染色时间 2 h 以上，或在冰箱中过夜。

2. 切片染色　用现有的染色夹板夹住捞有切片的金属载网进行染色，染色时间 10 ~ 20 min。

（二）铅染色法

铅盐可以与核蛋白及糖原结合，几乎可以浸染所有细胞成分，从而提高切片的反差。

染液配制：取 Reynolds 柠檬酸铅染色液（硝酸铅 1.33 g，柠檬酸钠 1.76 g，双蒸水 30 ml）50 ml 于容量瓶中，剧烈间断摇动 30 min，加入 8 ml 1 mol/L 氢氧化钠，混浊液变为无色透明溶液后用双蒸水加至 50 ml。染液 pH 为 12，可保存数月。

切片染色方法与铀染色法相同，染色时间为 5 ~ 10 min。

第七章　大体标本制作技术

病变组织脏器的大体标本，是病理解剖学教学、研究工作中最宝贵的材料之一。积累丰富的大体标本，除了用于教学实习、科研资料之外，对病理工作者的学习提高和用于临床病理讨论会提高医疗水平等，都是不可缺少的重要材料。

第一节　教学用大体标本的收集与取材固定

一、大体标本的收集

教学用大体标本的收集主要依靠病理工作者在尸体解剖和活体组织检查时进行。在遇有适合于教学的标本材料时，首先要保护病变特点和器官的完整性，经取材和修整后，及时采取适当的方法加以固定。

二、大体标本的取材固定

病变组织、脏器的正确取材和固定，是制作大体标本最重要的前提。

标本取材愈新鲜愈好，取材后的标本应及时固定。制作病理大体标本时，应保持病变的本来面貌，以能把病变的主要特点充分显示出来为主要目的。不能只是单纯为了美观而随意修剪，以致失去病变原有的特点。当然在不影响病变原有特点的情况下，也应将标本不需要的部分修掉，尽量将标本制作得美观、大方，使病变暴露得更为清楚。

因特殊需要，需将较大的整个实质脏器如肝、脾、肺等制成标本时，应先从血管注入固定液，然后再放入盛有足量固定液的容器内固定。

三、制作大体标本的一般事项及注意问题

1. 标本保存　保存标本用的一般固定液为 10% 中性缓冲福尔马林溶液。

2. 标本登记　标本要有登记本，病理诊断和尸检、活检号码必须准确。否则可能造成混乱，无法查对，甚至失去其应用价值。

3. 容器选择　装永久保存大体标本的容器，应无色透明、平坦、无气泡和水纹，以免影响观察或改变标本的本来颜色。通常选择玻璃标本缸或有机玻璃标本缸，两者各有利弊：玻璃标本缸透明度好，不会变形、变色，但容易破碎，且缺少有机玻璃的可塑性；有机玻璃标本缸长期存放会变色，观察使用后易被挤压变形造成密封不严，导致固定液外漏。因此大体标本制作完成后，后期需经常维护。装标本的容器必须处理得非常清洁，以免盛装标本之后发生混浊影响观察。

4. 标本存放　制作好的标本，应放在阴暗干燥处保存，避免日光直射，以防标本褪色。

第二节　大体标本的浸存方法

一、福尔马林液浸存法

新鲜标本应及时用 10% 中性缓冲福尔马林液固定。固定后的标本经流水冲洗后，移至装有固定液的标本缸中保存。此法制作简单，是广为采用的一般大体标本固定保存法，教学用大体标本目前主要采用此法。优点是经济、简便易行。缺点是制成的大体标本不能保持原色。有的病变标本久置后不仅失去原有的自然颜色，而且色调越来越灰白，其特点变得不明显。

二、原色标本浸存法

制作原色标本，是通过各种方法恢复并保持血红蛋白的红色，使标本色彩与新鲜标本相近似。原色标本的浸存方法很多，下文根据实际工作经验介绍常用的几种。

（一）Kaiserling 液改良法

1. 标本取出后切勿水洗，直接放入第一液中固定 3 ～ 7 天。

第一液配法：36% ～ 40% 甲醛溶液 100 ml，醋酸钠 50 g，蒸馏水 1000 ml，混合后即可应用。

2. 标本固定至适宜程度［见 4.注意事项（1）项］后，经自来水冲洗 12 ～ 24 h，以除去残留的甲醛溶液，然后放入第二液即 80% ～ 90% 乙醇，进行反色，反色时间根据标本的大小、厚薄不等，为 1 ～ 3 h，以标本颜色接近自然色泽为宜。乙醇可能使甲醛溶液固定后形成的酸性血红蛋白变为碱性血红蛋白。后者为红色，易保存，且不退色。

3. 经乙醇反色后，用干纱布吸去乙醇，切忌用水冲洗，直接保存在第三液中。

第三液配法：氯化钠 30 g，醋酸钠 10 g，蒸馏水 100 ml，溶解后，加适量的活性炭，过滤后使用。

4. 注意事项

（1）第一液中固定时间：在第一液中固定时间不能过长，否则色泽不鲜艳。但还必须将标本固定透，较大的整个脏器，固定时间应延长至 10 天左右。判断是否固定好，可用手指轻轻挤压标本，以无血性渗出为宜。如果固定不彻底，长期保存时液体会出现混浊，标本也易腐败变质。

（2）标本冲洗：标本固定后，流水冲洗要充分，不得少于 12 ～ 24 h。如果标本中残留甲醛，可影响反色，并会使第三液变为混浊。

（3）标本反色：掌握反色适宜，是制作原色标本的技术关键，故在乙醇中的反色时间必须控制好。反色时间不足，原有的颜色不能完全显示出来；反色时间过长，则使组织过度还原，颜色将会发暗而不鲜艳。

（4）标本浸存：标本经反色（回色）后，忌用水洗，直接入第三液浸存。

以上四步任何一步处理不当，都会影响标本制作的质量。

（二）保险粉、吡啶、甲醛和蒸馏水混合液浸存法

1. 取新鲜标本用 10% 福尔马林液固定 4 ～ 6 天。

2. 先用流水彻底冲洗 1 ～ 2 天，再以多次更换的蒸馏水浸泡 1 天左右，移至下述显色兼浸存液中浸存。

3. 显色兼浸存液配方为保险粉（$Na_2S_2O_4$）2 g，吡啶 1 ml，甲醛（中性）12 ml，蒸馏水 100 ml，依次混合后即可使用。

4. 注意事项

（1）标本密封在瓶中 1 天内显示出自然颜色。但标本在 10% 福尔马林液中固定超过 30 天者

将显色不鲜艳，100 天者显色暗淡，1 年以上者则不显色。

（2）从蒸馏水取出直到装瓶为止，均用干净的长镊子取放，切勿用手接触。

（3）封口必须严密，如封口不严，则标本逐渐被氧化变黑。

此法颜色逼真，超过 Kaieserling 法和麦兆皇氏法。

第三节　大体标本的装置方法

一、直接装置法

将标本直接装置于合适的标本缸或盒内。用此法制作标本很简单，但必须选择与标本大小相称的标本缸或盒。如某些整个保存的肿瘤、手、足、全脑、半脑、头颅骨等标本，均可采用直接装置法。

二、附贴装置法

对于组织松脆的标本，不易用尼龙线固定到玻璃架或玻璃板上时，可用白色透明的明胶，黏附在标本容器壁上。此法必须将标本容器与标本用纱布擦干，用已融化的明胶，将标本固定在合适的位置上。当明胶凝结后，即放进保存液内封存。

三、支架固定装置法

将玻璃棒烧成与标本和标本容器相适合的支架，将标本固定于支架上，使其不致上下、前后摇动。亦可将有机玻璃板或玻璃板钻成孔，或者将玻璃板边缘锯成凹，用透明尼龙线将标本固定在上面。

四、几个标本拼装法

将需要对照比较的或病变间有密切联系的几个标本同装在一个容器内。例如将正常阑尾、慢性阑尾炎和急性阑尾炎几种类型的标本拼装在同一个容器内。这样既便于比较对照，使用方便，又节省材料。

第四节　标本缸封盖法

一、玻璃标本缸

封固大体标本玻璃标本缸的方法有多种，目前实验室主要采用玻璃胶封口法。先将玻璃标本缸扣及缸盖擦净擦干，把玻璃胶均匀地涂于玻璃缸口上，在涂胶的起点和止点之间留一个 1 cm 的排气用缺口，然后将缸盖盖好并稍压，1～2 天后再用玻璃胶填补缺口。

二、有机玻璃标本缸

有机玻璃标本缸有预制尺寸及定制尺寸 2 种：

1. 预制尺寸标本缸　依据现有大体标本，实验室预先购置一些规定尺寸的标本缸，即缸体、缸底已制作完成，只需封盖的标本缸。使用时，先将缸口及缸盖在砂纸上打磨平整，再将标本缸及缸盖洗净擦干。装置大体标本并注入保存液，将缸盖盖在缸口并压一重物，在缸口及缸盖连接的缝隙中注入适量的有机玻璃黏合胶，静候约 2 h 即可。

2. 定制尺寸标本缸　有些大体标本不适用于预制的标本缸，须依据大体标本的尺寸进行定制。按照大体标本的尺寸，计算量裁缸体的大小，须留有裁、锯、磨的耗损量。将需黏结处磨平，再用电热丝按预定形状及尺寸加热软化并使用长方形的木条固定形状。待缸体成型后，按预制尺寸标本缸封盖法进行封盖封底。

（王　稳　史秦峰　白云飞）

第六部分

学时分配及评价方式

一、实习学时分配

（总学时：45 学时。其中：实习 37 学时，病例讨论 6 学时，录像 2 学时）

次序	课程内容	学时
1	细胞和组织的适应、损伤与修复	4
2	局部血液循环障碍与炎症	4
3	肿瘤	6
4	综合性病例讨论	2
5	心脏及血管疾病	4
6	肺疾病	4
7	胃、肠疾病	2
8	肝、胆、胰疾病	2
9	综合性病例讨论	4
10	肾、膀胱、前列腺疾病	2
11	淋巴造血疾病（可选）	1
12	子宫、卵巢、乳腺疾病	2
13	甲状腺、肾上腺疾病（可选）	1
14	脑疾病（可选）	1
15	感染性疾病	4
16	尸体解剖录像	2

二、课程评价方法

本课程的考评方式立足于对学生素质、知识、能力的综合测定，采取过程性评价和终结性评价相结合的方式。

课程成绩的组成包括过程性考核成绩与终结性考核成绩，两者所占比例为 5 : 5。过程性考核成绩包括实习报告（占 32%）、口头描述大体标本的病理变化（占 5%）、临床病理分析（占 8%）、课堂表现（占 5%）。终结性考核以期末考试成绩计入，包括在线读图题测试（占 40%）和数字病理切片的阅读诊断实践题测试（占 10%）。

异常人体形态学实习报告

实习题目：＿＿＿＿＿＿＿＿＿＿＿＿＿＿＿＿＿＿＿＿＿＿＿＿＿＿＿＿＿

班级 / 专业＿＿＿＿＿＿　姓名＿＿＿＿＿＿　学号＿＿＿＿＿＿　实习日期＿＿＿＿＿＿

实习地点＿＿＿＿＿＿　座位号＿＿＿＿＿＿　切片标本盒号＿＿＿＿＿＿　指导教师＿＿＿＿＿＿

切片标本编号：＿＿＿＿＿＿

图 1：放大倍数：＿＿＿＿＿＿

图 2：放大倍数：＿＿＿＿＿＿

图注：

病变描述：

病理诊断：

中英文专业词汇索引

主要参考文献

1. 步宏，李一雷 . 病理学 .9 版 . 北京：人民卫生出版社，2018.

2. 中华医学会病理学分会病理学教学工作委员会，《中国病理学教学工作共识》编写组 . 中国病理学教学工作共识 . 中华病理学杂志，2019，48（5）：349-351.

3. 王伯沄，李玉松，黄高昇，等 . 病理学技术 . 北京：人民卫生出版社，2000.

4. 李和，周莉 . 组织化学与免疫组织化学 . 北京：人民卫生出版社，2008.

5. Rocha R，Vassallo J，Soares F，et al. Digital slides：Present status of a tool for consultation，teaching，and quality control in pathology. Pathology-Research and Practice，2009，205:735-741.

6. Griffin J，Treanor D. Digital pathology in clinical use: where are we now and what is holding us back? Histopathology，2017，70：134-145.